新装版

ナース・研修医のための

心電図が好きになる！

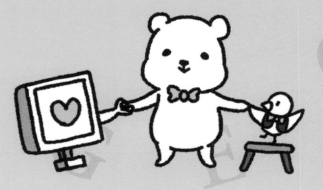

南江堂

新装版の序

　このテキストを手にして，パラパラとページをめくってみた方に，本書の紹介をしたいと思います．本書の初版は 2004（平成 16）年に刊行されました．そして，その後約 16 年もの間，数多くの読者からご好評をいただき，計 11 回も刷られた（11 刷）という心電図のテキストです．初版を読んで，日ごろ携わる様々な医療に生かしてくださったこれまでの読者の方々に，まずはお礼を述べたいと思います．

　本書は，はじめて医療現場に飛び込んだ新人さんたちを対象読者として，「心電図をどのように読むか？」ではなく，「心電図をどのように現場で生かすか？」をテーマに書いたテキストですが，実はその内容…16 年経った今もほとんど変わっていません．人間が行う診療，看護の本質は，いくら医療技術が進歩しても，人が人をケアするという意味で変わりようがないのでしょう．ただ，16 年も経ってしまうと，流通する書籍のデザインの流行が変わってしまい，本書はともすると古めかしい見映えがするものとなってしまいました．そこで，あらためて読者が気持ちよく読めるようにと，装丁やレイアウトを一新することにしました．

　あらためて，自分自身もこの機会に本書を一読しました．本心を明かせば，もうこのようなテキストは書けないかも…と感じています．このテキストを書いたのは，自分がまだ 40 歳そこそこで，20〜30 歳代に自分が学んだことを伝えたいという気持ちや，実際にベッドサイドで看護師の方々に教えていたリアルな生きいきしたイメージが伝わる文章になっています．それが，好きか，嫌いかは人次第かもしれませんが…，もし気に入っていただけたなら，これからのあなたの現場をよりよくするための一助となればと祈っています．

　2020 年 5 月

山下 武志

初版の序

　毎年春になると，病棟ではたくさんのナースや研修医がフレッシュマンとして夢と希望に満ちながら働き始める姿が見られます．そして1年もすれば彼らはすっかり仕事に慣れ，今度は逆に新たなフレッシュマンを迎える立場となります．全てのナース，医師にとって，病棟で働き始めた最初の1年間ほど，さまざまな経験を積み，多くのことを学び，そしてその結果大きく成長できる期間はないと思います．

　この最初の1年で，患者さんにどのように接するか，指示をどのように出すか，処理するか，そしてカルテにどのように記録するかなどの基本を身につけます．では，このような病棟業務の基本の中で最も親しみにくいものは何でしょうかと尋ねてみると，心電図に関する答えが数多く返ってきます．

　心電図の教科書はえてして規則と理屈が多くなりがちです．しかし，病棟勤務が始まると心電図以外にも勉強しなければならないことは山積みです．そのような中，いかに時間をかけずに心電図が好きになるかということが重要になります．本書の目的はそこにあります．だから，心電図を見て何をすればよいのかという実践的な観点を重視しています．前半はモニター心電図，後半は12誘導心電図について書かれていますが，どこからでも気軽に読んでください．病棟で困った心電図を見たときのために調べやすいようにも工夫しました．本書をお読みになれば，今まで親しみにくいと思ってきた「心電図」がきっと好きになることでしょう．そして不安なく，自信をもって毎日勤務できるようになることと期待しています．

　2004年8月

山下　武志

目　次

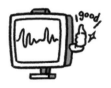

心電図所見一覧

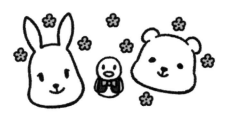

I

モニター心電図って
なに？

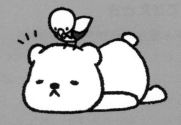

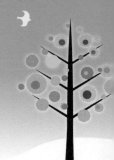

A　モニター心電図を記録するとき

☆ 便利な，でも厄介者のモニター心電図

- 病棟で，モニター心電図はひとつの重要な鍵であることは誰でも知っています．しかし一方で，それを扱うナースや研修医にとっては大きな厄介者でもあります．同時にたくさんの心電図がモニター画面を流れては消えていき，ときどきカコン，カコンとアラームが鳴っているという現場は慣れ親しみにくい感じがします．流れていく心電図を全部解釈できていないといけないと思えば思うほど苦しくなります．

- でも，モニター心電図は遠隔的に患者の把握ができる便利ツールなのです．わざわざ患者のところまで見に行かなくてもよいでしょう．しかも，自動的に機械が監視してくれてもいます．アラームが鳴ったときにきちんと対処できればそれで十分です．では，きちんとした対処をするにはどのようにすればよいのでしょうか？　その第一歩は，実はモニター心電図を装着する前から始まっています．逆にいえばただ漫然とモニター心電図を習慣的につけているから，きちんとした対処もとりにくくなるのです．では，そもそも患者が入院してきたときからどのようにこの便利ツールを用いればよいか考えてみましょう．

☆ 患者が入院してきたとき

■モニター心電図が必要かどうか？

- これまで，なんとなく習慣的にモニター心電図をつけてこなかったでしょうか？　患者にとってはモニター心電図の電極をずーっと入院中つけているというのは苦痛です．病棟内スタッフにも監視しなければいけないという業務が上乗せされます．モニター心電図というのは，

みんなの苦労の上に成り立っている便利ツールなのです．だからなん
の目的でつけるのか？　それが何よりもまず重要です．またその目的
がしっかり病棟内スタッフに，さらに患者にも理解されていないとい
けません．

モニター心電図を装着する理由は何か？

- この理由は，実はひとつしかありません．

「患者の状態が急に変化する可能性があるから」

- この変化は命に関わる場合もあれば，命に別状はなくても症状に関連
する場合もあるでしょう．であれば，「可能性としてどんな変化があ
るのか？」を知っているのと知らないのとでは，その対処に大きな違
いや遅れが生じます．突然起きる可能性の中にどのようなものがある
のか，主治医や専門医に聞いて理解しておくようにしましょう．そう
すれば，心電図のどのような所見に注意したらよいのかあらかじめ把
握できます．アラーム時の対処もたやすくなるでしょう．予想できて
いれば人間は自信がつくものです．不測の事態は誰でも迅速に対応で
きません．あらかじめ予測できる事態に対して，迅速に対処できるよ
うな便利ツールが「モニター心電図」なのです．こういう意味では，
モニター心電図を装着するとき，病棟内スタッフは積極的に主治医や
専門医とディスカッションしたほうがよいでしょう．このディスカッ
ションがモニター心電図の第一歩です．

「ただなんとなく」は，優れた直感者以外は間違い

- 逆に漫然とモニター心電図をつけることは，えてして厄介なことにな
りやすいのです．病気ではなく放置しておいてよい事象などにも心を
奪われてしまうばかりか，誤った治療を生み出しやすいともいえま
す．変化しそうにない患者の1日の心電図を見たいから，という言
い訳は理由になりません．それを見たければホルター心電図を装着し
たほうがずっとよいからです．このほうが長期保存できるので，より
詳細に分析できます．

■どのようにモニター心電図の電極を貼るか？

● ではいったんモニター心電図をつけますよ，というときにどんな電極の貼り方をしていますか？ マイナス電極を胸の右（上）のほう，プラス電極を胸の左（下）のほう，アース電極を右胸の下のほうにただ習慣的につけていないでしょうか？（図1） 大体の場合はこれで問題ありませんが，ときどき記録された心電図を見て「あれっ？」と思ったことはないでしょうか？（装置によってマイナス，プラスの電極の色は違うので確認しておきましょう）

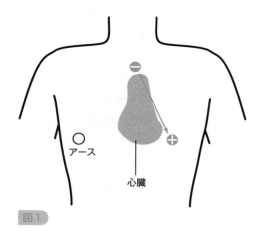

図1

■電極の装着部位に自由な発想を！

● 実はモニター心電図の電極の装着方法は自由なのです．心臓は胸の中心部よりやや左にあります．また心臓の電気信号は右上から左下の方向に起こるので，通常の電極装着法はこの原理にのっとっているだけです．しかし，やはり個人差はあるし，心臓や肺に病気があればなおさら原理どおりにいきません．電極を装着したら記録できた心電図をよく見てみましょう．心房の興奮を表すP波，心室の興奮を表すQRS波がきちんと確認できることが何より重要です．でもP波がよくわからないときや，QRS波の大きさが揺れているときは少し電極位置をずらしたほうがよいことも多いのです．P波がよくわからない

4

ときはプラス電極を胸の中心部方向へ（心房により近くなる）動かしてみます．QRS波の大きさが揺れているときは，プラス電極の位置を逆により左の方向へ動かすとよいことがあります．またQRS波の大きさが小さすぎるときはプラス電極を心尖部（拍動を感じる部分）に動かしてみましょう（図2）．

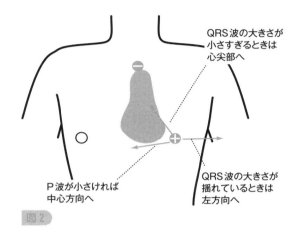

QRS波の大きさが
小さすぎるときは
心尖部へ

P波が小さければ
中心方向へ

QRS波の大きさが
揺れているときは
左方向へ

図2

- 要は，きちんとした心電図が記録できているように装着することです．せっかくモニター心電図を装着していても読みにくい心電図だったら仕方がないし，機械による間違ったアラームも鳴りやすくなります．まったく融通の利かない定式的な頑固装着法は，百害あって一利なしと心得ましょう．

⭐ モニター心電図でわかること，わからないこと

▎モニター心電図の理想

- あなたは，流れているモニター心電図の何を見て，ああこれなら大丈夫と思っていますか？　ただなんとなく，正常だからと習慣的に対処しているのが現実ではありませんか？
- しかし，本当のモニター心電図が目指す理想は，心電図所見の正常，異常を判定することではありません．患者の血行動態（きちんと全身に十分な血液が流れているか？）をその心電図から予想すること

す．そんなこと難しすぎるって？　でも P 波と QRS 波が規則的に
出現し，その心拍数が適切であれば患者の血行動態は安定している，
と予想できるでしょう．だから放置してよいのです．「心電図を見て
患者の血行動態を予想しよう」という態度が最も望ましい対処なので
す．

> モニター心電図を血行動態変化の目安としよう！

■モニター心電図の得意分野

- では，どうやってモニター心電図から患者の血行動態を予測するので
  しょう．あえていえば，それは心拍数です．モニター心電図に不整脈
  が生じ，心拍数が変化した結果，患者の血行動態は悪化するでしょ
  う．逆に血行動態が悪化した場合にも，心拍数の変化や不整脈の出現
  といった形でモニター心電図に現れるでしょう．モニター心電図の決
  め手は，重要な不整脈の出現や心拍数の変化を見逃さないことに尽き
  ます．これが血行動態悪化のサインだからです．機械によるアラーム
  はそれをサポートしてくれています．
- しかし，このようなモニター心電図による患者の血行動態予測は，あ
  くまでも予測にしかすぎません．血行動態が悪化していると考えたと
  きには，すぐに患者の状態を直接把握するように努めましょう．

> モニター心電図の得意分野は血行動態の予測→心拍数に注意しよう！

■モニター心電図の不得意分野

- モニター心電図は不整脈のキャッチや心拍数把握という点は得意です
  が，不得手な点もあります．これは心臓に生じる虚血（狭心症など心
  臓の血流が途絶える病気）の把握です．心臓の虚血は患者の生命に関

わります．一般的にこの虚血は心電図上 ST 部分の変化として現れますが，必ずしもいつもモニター心電図に表現されるとは限らないのです．モニター心電図がまったく正常でも，虚血が生じていることなんてざらにあります．モニター心電図の不得意とするこの心臓の虚血では，最も重要な所見は実は患者の訴えです．モニター心電図所見に惑わされず，患者の訴えに応じてベッドサイドへ駆けつけるという態度は基本的に重要なのです．

● モニター心電図から予測される血行動態悪化，そして患者の訴えは，車の両輪のようにともに重要なサインなのです．ナースや研修医がこの重要なサインをいかにきちんと把握できているかが，その病棟のよしあしを決めているといっても過言ではありません．

Point
モニター心電図の不得意分野は虚血の把握→患者の訴えに注意しよう！

⭐ モニター心電図と記録

現代の医療における記録の重要性

● モニター心電図がおかしいと判断し，患者のもとへ駆けつけ主治医や専門医を呼び，事なきを得た．ではその後，どうするでしょうか？これらの事象を記録しなければいけないでしょう．現在のリスクマネジメントの中では常に記録することを求められています．では，きちんと記録できる自信はありますか？

モニター心電図用語

実はモニター心電図嫌いのひとつの原因に，看護記録やカルテに記載しづらいというのがあります．記録しづらいから無意識的に避けてしまうのです．これはある意味では不幸なことです．「理解できていないから記載できない」のではなく，「理解できているのに記載できない」とい

うのはもったいないですね．なぜ記載できないか？　この多くの原因は「用語」を知らないためにすぎません．モニター心電図用語はたくさんあるように見えて，わかってしまえば実に少ない用語の組み合わせにしかすぎません．「用語」がわかれば，すぐにモニター心電図も先輩の言葉も怖くなくなります．

心電図の保存：何より優れた記録方法

- 自分の記載で十分に伝わらないかもしれないと思ったときには，とりあえず記載したうえで，進んでモニター心電図記録を保存しておきましょう．記録に添付しておくこともひとつの方法です．心電図自身が記録者を守ってくれるはずです．古くからある病棟内の法則に，「重要なモニター心電図記録に限って保存されていない」という法則があります．また，保存しておくことはあなた自身の進歩にもつながります．あとでその心電図を先輩に見せて教えてもらう習慣があれば，あなたの記載方法は抜群に改善されるでしょう．すべての医療者は，このような地道な努力で一歩一歩前進しているのです．はじめからできている人なんか，私も含めひとりもいません．

 Point

記載とともに，モニター心電図記録を保存しよう！

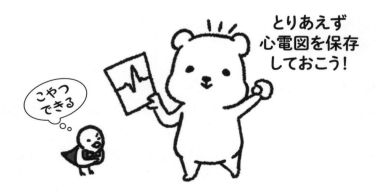

とりあえず
心電図を保存
しておこう！

こやつ
できる

まとめ

❶ どのような目的でモニター心電図をつけるのか？　主治医や専門医に聞いておこう！　突然起きる可能性をあらかじめ知っておくことは，よりよい対処の第一歩．漫然とした習慣的装着は避けよう．

❷ モニター心電図電極装着：定式的な頑固装着法は百害あって一利なし．記録されている心電図でP波，QRS波が明瞭であるように工夫しよう．

❸ モニター心電図の正常・異常にこだわらない．モニター心電図から患者の血行動態を予測する態度を身につけよう．

❹ 記載は重要．わからないときは心電図を記録し添付する！　保存しておくことは，今後のあなたの進歩につながる．

 Memo

心電図の基本

　本書は，「心電図の基礎からじっくり学びましょう」というものではなく，あくまで実践的です．ややこしい心臓の電気生理なんてわからなくてもとりあえず一人前としてやっていけるぞ，という目的でつくられています．といっても，何も知らなくてできるわけがありません．基本だけは知っておきましょう．

重要なP波とQRS波

● 正常の心電図では，心臓の1回の収縮が起きるとき，次のようになります．まず小さくて丸っこい波（P波）が生じ，少し時間をおいて（PQ部分），続いて大きな尖った波（QRS波）が生じる．その後いったん時間（ST部分）をおいてからゆったりした丸めの波（T波）が生じます．

● それぞれの波や部分は心臓での電気の流れを表している（図3，図4）．

　・P波：正常ではまず洞結節（心臓のペースメーカー．右心房の上部にある）から生じた電気興奮が心房筋に伝わる．P波はこの電気興奮が心房に広がっていることを表している．P波が生じて心房が収縮する．

　・PQ部分：心房を伝わった電気興奮はその後，房室結節という心房筋と心室筋の境界部に入る．この房室結節は小さいので体の表面

I　モニター心電図ってなに？

II　モニター心電図を読んでみよう

III　12誘導心電図ってなに？

IV　12誘導心電図を読んでみよう

V　心電図プロになるアイテム集

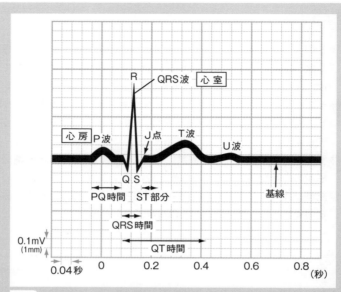

図 3

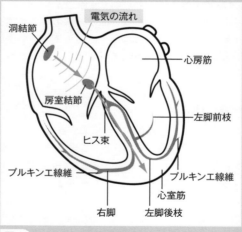

図 4

から記録するモニター心電図では現れず，フラットな基線になる（これがPQ部分）．この間に心房に充満した血液が心室に流れ込んでいる．

・QRS波：房室結節を通った電気興奮が全身のポンプである心室筋

に伝わり，その様子がQRS波としてモニター心電図に現れる．心室筋の量は多いので，大きな波になる．QRS波が生じてポンプである心室筋が収縮し，全身に血液を駆出する．

・ST部分：すべての心室筋が興奮して収縮している時間．

・T波：心室筋の興奮がさめていく様子を表す波．興奮がさめていく様子はゆっくりなので，ゆるやかな丸っこい波になっている．

● 心臓のポンプ機能は，心房のアシストと心室のシュートという両者のあわせ技です．そういう意味で，心房の収縮を表すP波と心室の収縮を表すQRS波が決め手です．モニター心電図では，P波がどれで，QRS波がどれかをまず確認しましょう．逆にいえば，この2つの波だけわかっていればとりあえず十分です．

▎波の上向き，下向きはこのように決まる！

● モニター心電図で記録されたP波が，ひっくりかえって下向きになってしまった経験はないでしょうか？　多くはマイナス電極とプラス電極を逆に貼ってしまった場合です．

● このようにモニター心電図に現れる波の上向き，下向きは電極の貼り方によって違ってきます．基本は

・正常の場合，心臓の興奮は胸の（右）上から（左）下方向（心房から心室方向，心房の中でも上から下，心室の中でも上から下）に流れる．

・この方向に沿うようにマイナスからプラスへ，つまり上にマイナス電極，下にプラス電極を装着すると，モニター心電図の波は上向きになるようつくられている．

● だからこそ通常の場合，マイナス電極を胸の右（上）のほうに，プラス電極を胸の左（下）につけるようになっています．大まかな基本が守られていれば，装着部位はどこでも似通った波形が記録されます．しかし，患者の個人差もあるし，心臓に病気があったりすることもあるので，この装着方法でいつも上向きの波が記録されるとは限りません．きちんとP波がどれ，QRS波がどれと確認できればよいのですから，波の上向き，下向きにあまり神経質にならないようにしましょう．これでよいかどうか不安だったら，先輩や主治医に確認してみてください．たいていの場合，「これでいいよ」という答えが返ってくるでしょう．

B なんとなく自信がない不整脈
─名前がつけられないから迷っているだけ

- モニター心電図の最も得意とするところは，患者に生じた「不整脈」の把握です．でも「不整脈」と聞くと，なんとなく苦手という思いはありませんか？　私も「不整脈が苦手」という人たちにたくさん接してきました．でも，彼らの多くは，「不整脈が苦手」なのではなく，実際は「不整脈の用語が苦手」だったのです．逆にいうと，不整脈に用いる用語がわかれば，不整脈やモニター心電図嫌いの多くは治ってしまいます．

⭐ しかし，用語は重要
■コミュニケーションの基本

- 人間はコミュニケーションできる動物です．「不整脈」という言葉はただ単純に，「不規則な脈」という意味なので，このままではうまく人に伝えることができません．ご承知のように病棟業務を円滑に進める一番のコツは，スタッフ間のコミュニケーションです．このコミュニケーションを円滑にするためにも，どのような「不整脈」なのか言葉で伝える必要があります．このために用いる言葉が，モニター心電図用語，不整脈用語なのです．言葉を知らなくてうまく伝えることはできません．だからといってみんなが用いている用語なのですから，難しいわけもありません．人間の基本である言葉，用語を知って，コミュニケーションしましょう．

■英語と略号はおそれずに：使わなくても大丈夫

- 不整脈用語を難しそうに思わせる原因のひとつに，英語とその略号が

あります．でもこれはまったくおそれる必要はありませんし，無理して覚える必要もありません．必ず習慣で身につきます．はじめは使わない，という方針でのぞんでまったく構いません．そのうち自然に覚えてしまいますから，というより，便利なのでやがて自然に自分から使ってしまうことになるでしょう．英語とその略号をおそれないことがまず重要です．

Point

不整脈の英語と略語は，無理に使わなくても大丈夫！

☆ 不整脈を名づけてみよう

■ 遅い不整脈（徐脈）と速い不整脈（頻脈）の2種類がある

● 誰でも知っていますが，不整脈には徐脈と頻脈がありますね．この2つの名前のつけ方は違うのです．といっても，徐脈には「洞機能不全症候群」と「房室ブロック」の2種類しかありません．ということは，不整脈用語が難しく感じられるのは頻脈に原因があるようです．逆にいうと，頻脈の名前をつけることができると，不整脈は身近に感じられるようになります．

Point

徐脈は，①洞機能不全症候群と，②房室ブロックの2種類のみ！

■ 頻脈を名づけよう！

● 頻脈は難しいようで，その名づけ方は実は単純です．①不整脈がどの部位から発生しているか？，②どのような収縮頻度の不整脈か？　の2つのポイントを押さえるだけです．この2つを表現できれば，コミュニケーションが成り立ちます．

■不整脈がどこから発生しているか？：心房と心室

●「不整脈がどの部位から発生しているか？」一見難しそうですが，そんなに難しく考える必要はありません．どのみち，心房か？　心室か？　の2つに1つしかないのです．では，モニター心電図の何を見て，心房か？　心室か？　がわかるのでしょう．P波が原因か？　QRS波が原因か？　と考えるのは難しいですね．そう考えるのではなく，次の基本原則で考えましょう．こちらはすごく簡単です．不整脈だと思うQRS波の幅を見るのです．QRS波の幅が狭ければ（3mm＝0.12秒未満）心房が原因です．逆にQRS波の幅が広ければ（3mm＝0.12秒以上）心室が原因です．簡単でしょう．この原則で，まずやってみましょう．QRS波の幅が狭い場合は，心房が原因で「心房性」です．逆に幅が広ければ心室が原因の不整脈で「心室性」です．「心房性」は，心室の上という意味で「上室性」ということもありますが，同じ意味と思っておきましょう．わかりましたね．例外もありますが，例外から覚える必要はありません（図1）．

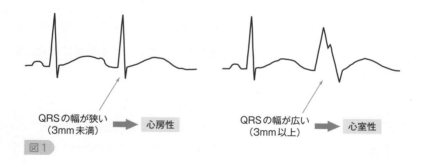

QRSの幅が狭い
（3mm未満）　➡　心房性

QRSの幅が広い
（3mm以上）　➡　心室性

図1

🐻 **Point**

不整脈の発生部位はQRS波の幅でチェック！
　①QRS波の幅：3mm（＝0.12秒）未満→心房が発生部位
　②QRS波の幅：3mm（＝0.12秒）以上→心室が発生部位

▌不整脈の収縮頻度は？：覚えよう，4つのパターン

- 不整脈がどの部位から出現しているのかわかったら，次にどんな収縮頻度の不整脈なのか見てみましょう．4つのパターンがあります．ここでは，心房性のものを取り上げてみましょう．QRS波の幅はすべて狭い不整脈で説明しましょう．

- **期外収縮**：余計なところで1拍出現するもの．予想される時期のほか（外）に出た収縮という意味です（図2）．

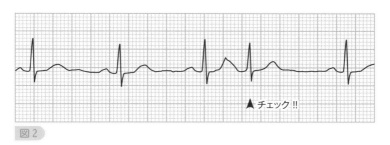

▲ チェック‼

図2

- **頻拍**：100〜250拍/分で興奮するものをいいます．といっても，数えにくいですね．5mm（0.2秒）に1つの波があれば300拍/分，1cmならば150拍/分，1.5cmならば100拍/分です．これで大体の頻度がわかりますね．つまり6〜15mmに1つの波が規則的に出ているものが頻拍です（図3）．

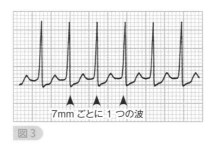

7mm ごとに1つの波

図3

- **粗動**：250〜350拍/分で興奮するものをいいます．きちんと数えられそうで大体5mmに1つの波があれば，これは粗動です．QRS波が狭い「心房性」ですから，心房（P波）の収縮頻度を数えましょう（図4）．

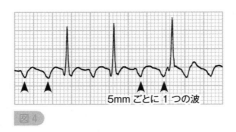

5mm ごとに 1 つの波

図 4

- **細動**：350 拍/分以上，あるいは数えられない頻度で興奮しているものをいいます．つまりグチャグチャになっている波と思ってよいでしょう．ここでも「心房性」ですから，心室（＝QRS）の収縮頻度ではなく，心房の収縮頻度を数えるのが原則です（図 5）．

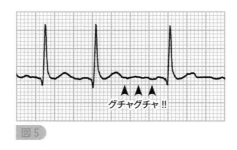

グチャグチャ!!

図 5

- 少しややこしい感じもしますが，4 つのパターンしかないので，これは頑張って覚えましょう．「用語」の基本ですから．

この 2 つをあわせて名づけよう！

- ここまでできれば，不整脈をきちんと名づけることができます．頻脈の名前は，上の 2 つのポイントをただ組み合わせるだけです．QRS波の幅が狭くて（「心房性」），「期外収縮」のパターンなら，それをただ並べてください．「心房（性）期外収縮」です．2 つの間にある「（性）」はつける人もつけない人もいますが，私は習慣的につけないほうを用いています．「心室性」で「頻拍」の場合は，「心室頻拍」ですね．頻脈の不整脈の命名はこのようになっています．もう一度確認ですが，収縮頻度は原因となる部位（心房か心室）の収縮頻度を数え

るのが原則です（例：図4, 図5）．P波がわからないときはQRS波で代用しましょう（例：図3）．

🐻 ❗Point

頻脈の名づけ方
→「発生部位（心房, 心室）」＋「収縮頻度（期外収縮, 頻拍, 粗動, 細動）」

▌具体的に経験しよう！

● 名前はつけられたとしても，いまひとつピントこないかもしれません．それは当たり前です．でも，もうあなたは不整脈の名前をつけられるようになったのです．あとは，ひとつひとつ不整脈を見て，経験してみることです．次の章からは具体的な心電図が出てきますが，これまでの知識で十分に対応ができます．ひとつひとつ読んでいくのもよいし，病棟で困ったモニター心電図が出てきたらそのたび似たような心電図を探して読んでもらっても構いません．そのためにも引きやすいようにも並べてあります．あとは，よい経験を（擬似的でも）積むだけです．

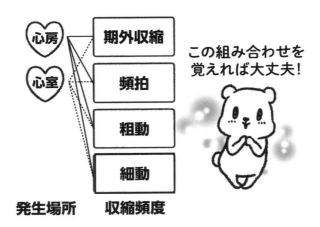

どうして QRS 波の幅で，心房か心室か？　がわかるの？

　QRS 波の幅を見るということだけで，不整脈の発生部位がわかるという事実をすぐに納得できない人，あるいはその理由を知っておきたい人のために.

▍正常の QRS 波はどうして幅が狭い？

　あなたの手を心臓だと思って，指を使って効率的なポンプをつくってみましょう．じわっと 1 本 1 本指を動かすより，5 本の指を一気に短い時間の間に握るほうが効率的ですよね．正常の心臓も同じです．ポンプである心室筋も一斉に収縮するようにできています．ただ端から端へと電気興奮しているわけではなく，すべてがほぼ同時に収縮するようになっています．その舞台装置が「刺激伝導系」と呼ばれるものです．房室結節を通過した電気信号は，ヒス束と呼ばれるところを通って，右脚，左脚と呼ばれる通路を通ります．これらの通路を使って電気信号がたくさんのところから同時に心室を興奮させるようにできているのです．心室筋は一気呵成に収縮することができるようにつくられているから，その興奮を表す QRS 波の幅も狭いのです．通常，正常の QRS 波は 2.5 mm（0.10 秒）以内になっています（図 6）.

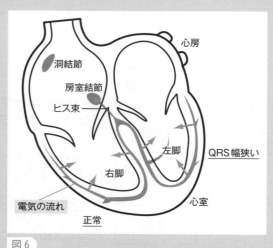

図 6

■ 心室から発生した QRS 波はどうして幅が広い？

　これに比べて，心室筋から始まった電気興奮はどうなるでしょう．刺激伝導系は使えないので，電気興奮は端から端へとじわっと伝わっていきます．心室筋を端から端まで電気興奮が伝わるのには時間がかかります．通常，3 mm（0.12 秒）以上の時間がかかり，結果として QRS 幅も広くなります．だから幅の広い QRS 波は心室が原因です．同時にこのような収縮はじわっとした収縮なので，ポンプ機能としても悪いものになります．心室不整脈が危険な理由のひとつには，このようにポンプ機能も悪くなるからです（図7）．

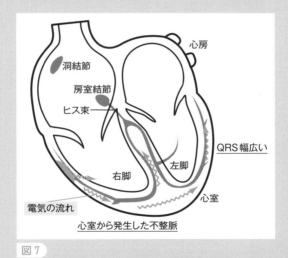

心房
洞結節
房室結節
ヒス束
QRS幅広い
右脚　左脚
電気の流れ
心室
心室から発生した不整脈

図7

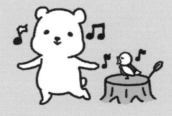

心房から発生した不整脈では QRS 波の幅は狭くなる

　では，心房が原因の不整脈では心室の興奮はどうなるでしょう．勘の
よい人はもうわかるかもしれませんね．異常な心房の興奮は，その後房
室結節に伝わるしかありません．そうすればその後の電気興奮は正常と
同じで，房室結節，ヒス束，そして右脚と左脚に伝わり，心室筋を興奮
させます．心房が原因の不整脈では，ポンプである心室筋の興奮は正常
と同じです（図8）．だから QRS 波の幅が狭く，QRS 波形も同じにな
ります．心室の収縮形態も正常と同じで効率的なものですから，血行動
態的にも危険性は少ないことになります．QRS 波の幅を見て，心房が
原因か？　心室が原因か？　を判断する理由がわかりましたか？

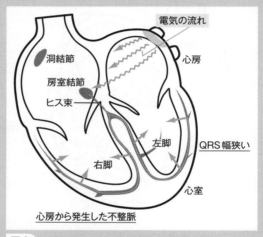

図8

まとめ

❶ 不整脈用語を知れば，モニター心電図は怖くなくなる．英語や略号は気にしない．

❷ まず，頻脈の不整脈が名づけられるようにしよう．徐脈は「洞機能不全症候群」と「房室ブロック」のみ．

❸ 頻脈の不整脈名は，発生部位と発生パターンの組み合わせでしかない．

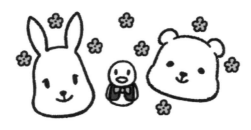

II

モニター心電図を
読んでみよう

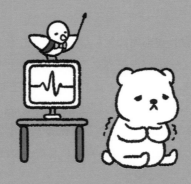

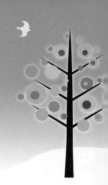

A 心拍数が遅かったら —P波を見よう！

Case 01 P波は遅くないけど QRS波が遅い

心拍数は約23拍/分とすごく遅い！　どうしよう…

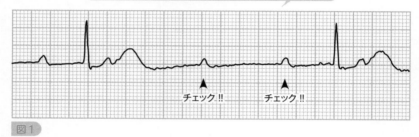

チェック!!　　チェック!!

図1

⭐ モニター心電図の特徴

➡ 心拍数が遅いときは，P波とQRS波の位置をすぐ確認！
➡ 心拍数が遅いのは，P波が遅いか，P波は遅くないのにQRS波が遅いかのどちらか！

- よく見ると，P波は規則的にきちんと出ている（図1矢頭；80拍/分）
- とすると，P波がQRS波にきちんと伝導していないから，QRS波が遅いことになる．ということは心房はきちんと興奮しているのに，それが心室に伝わっていないということだ．
- 徐脈には2種類（房室ブロックと洞機能不全症候群）しかない．P波とQRS波がどれかわかれば，自然に名前がつけられる．

P 波があるのに QRS 波が遅い不整脈
＝P 波が QRS に伝導しない房室ブロック（AV block）

⭐ どうするか？—知識と実践

- P 波がまったく QRS 波に伝わらない完全房室ブロックは基本的に危険．なぜなら突然死があるから（放置すると，1 年以内に 1/3 が死亡する．しかもそれがいつなのか誰もわからない）．

- 患者の状態を把握し，至急主治医や専門医に連絡を！　通常はペースメーカー植込みが必要になる．

📝 Memo

房室ブロックの程度

　完全房室ブロックがあるということは，不完全な房室ブロックもあるということだ．不完全な房室ブロックにも程度がある．Ⅰ度，Ⅱ度，高度という順序で程度はひどくなる．

- 正常：PQ 時間が 5 mm（0.2 秒）以内で，P 波と QRS 波は 1 対 1 対応．心房が興奮して，その後 0.2 秒以内に心室にきちんと興奮が伝導する．

- 第Ⅰ度房室ブロック：PQ 時間が 5 mm（0.2 秒）より長いが，P 波と QRS 波は 1 対 1（QRS 波は遅くならない．だから大丈夫）（図 2）

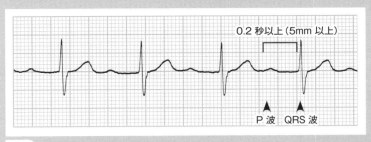

0.2 秒以上（5mm 以上）

P 波　QRS 波

図 2

Ⅰ モニター心電図ってなに？

Ⅱ モニター心電図を読んでみよう

Ⅲ 12 誘導心電図ってなに？

Ⅳ 12 誘導心電図を読んでみよう

Ⅴ 心電図プロになるアイテム集

- 第II度房室ブロック：P波とQRS波はほとんど1対1でつながっているが，ときにQRS波が脱落する（例：4つのP波に3つのQRS波）．
- Wenckebach（ウェンケバッハ）型：QRS波が抜ける前に，徐々にPQ時間が長くなるタイプ．だんだんと抜けそうだぞという予感のあるタイプ（図3）．

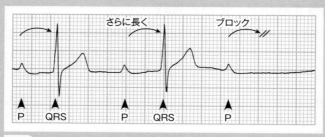

図3

- Mobitz（モービッツ）型：PQ時間はいつも一定．なのに突然QRS波が脱落するタイプ．予想のつかないタイプ（図4）．

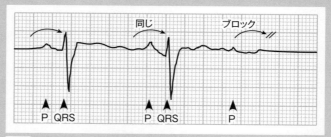

図4

- 高度房室ブロック：P波のほとんどがQRS波につながらないが，ときにP波がQRS波につながる（例：4つのP波に1つのQRS波．第II度房室ブロックと混同しないように．第II度ではほとんどがつながっている，高度ではほとんどがつながっていない）．
- 完全房室ブロック：P波のすべてがQRS波につながっていない（それではQRS波はなくなって死んでしまいそう．心臓はそうならないよう，完全房室ブロックになってもQRS波は別の部位から出現するようにできている＝補充調律）．

Step up プロになるために

▌完全房室ブロックの補充調律［escape rhythm（エスケープリズム）］

- P 波が QRS 波に伝わらないままだと，心室は収縮しなくなり患者はすぐに死亡してしまう．そうならないよう完全房室ブロックが生じるとブロックが生じた部位のすぐ下の部位（刺激伝導系：ヒス束，右脚，左脚など）から自発的に興奮が生じるようにできている（生命維持のための緊急避難）．このような調律を補充調律という．補充調律は興奮が出現する部位がより上位であるほど（心室筋より右脚や左脚，脚よりヒス束，ヒス束より房室結節）信頼性が高く，心拍数も多い．逆に下の部位より生じる補充調律は信頼性がなく，こころもとない．したがって，出現する部位や QRS 波形も一定しないことが多い．あくまでも本当の意味で「補充」しているだけだから，この調律はすごく遅い．モニター心電図（図 1）の QRS 波も，P 波が伝導しないから仕方なく生じている補充調律の QRS 波である（だから 30 拍/分以下と遅い）．

▌完全房室ブロックの予兆は？

- この例では，完全房室ブロックの前にすでに Mobitz 型第 II 度房室ブロックが記録されていた．多くの例では，このように Mobitz 型第 II 度房室ブロックや高度房室ブロックの時期があり，やがて完全房室ブロックになる．

▌房室解離

- 房室ブロックと房室解離は用語は似ているが，内容は似ても似つかない．房室解離では心房の興奮は心室にきちんと伝わる．しかし心房の興奮より心室の興奮が速いため，一見 P 波と QRS 波がバラバラになることをいう．つまり，房室解離の原因は異常に速く興奮する心室に原因があり，心室頻拍など心室不整脈で付随的によく見られる所見で

27

ある（心室が不整脈なので，P 波と QRS 波がバラバラになる）．

■2 対 1 房室ブロックは？

● 2 つの P 波が 1 つの QRS 波に伝導するとき，2 対 1 房室ブロックという．この所見だけでは Ⅱ 度房室ブロックとも高度房室ブロックとも分類できない．困ってしまうように思えるが，2 対 1 房室ブロックの前後では必ず Ⅱ 度もしくは高度房室ブロックがある．前後のモニター心電図で判断しよう．

Point

危ない房室ブロックは，
　①第Ⅱ度房室ブロック：突然 P 波と QRS 波がつながらなくなる
　　（Mobitz 型）
　②高度房室ブロック：P 波がほとんど QRS 波につながらない
　③完全房室ブロック：P 波はまったくつながらない
この 3 つのタイプは突然死に注意！　すぐに連絡を！
これ以外の房室ブロックはあわてず，さわがず，ゆっくりと．

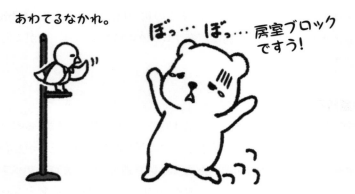

あわてるなかれ。

ぼっ… ぼっ… 房室ブロックですう！

Case 02 P波もQRS波も同じように両方遅い

なんだか遅い心拍数だけど，放っておいていいのだろうか？

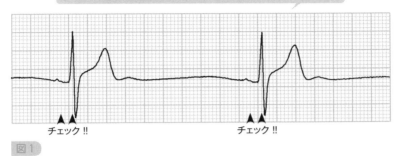

チェック‼   チェック‼

図1

⭐ モニター心電図の特徴

> → 心拍数が遅いときは，P波とQRS波の位置をすぐ確認！
> → 心拍数が遅いのは，P波が遅いか，QRS波が遅いかのどちらか！

- P波とQRS波は1：1で対応している．
- P波は心拍数38拍/分と遅い．そうか，遅いのはP波が遅いからだ．

🐻 Point

P波が遅い不整脈
　＝洞結節からうまく発火できない洞機能不全症候群（SSS）

⭐ どうするか？—知識と実践

- 正常の心拍は，右心房と上大静脈の境界部にある洞結節から規則的に
電気信号が出現し，この信号が心房，房室結節，心室に伝導すること
から営まれている．この洞結節の機能に異常をきたすものを総称して
洞機能不全症候群と呼んでいる．

- 洞機能不全症候群の定義は一見危険なようだが，実は生命的には安全な不整脈である．少なくともこれで命を落とすことはない（洞機能不全症候群にペースメーカーを植込んでも，命が長くなるわけではないが，患者の QOL は改善する）．
- 落ち着いてゆっくり対処しよう．患者は何か（めまいや倦怠感など）感じているだろうか？　確認しておこう．
- 主治医や専門医が見えたら，一応伝えておこう．

Point

+ 洞機能不全症候群で死ぬことは，まずない！
+ 遅い脈で患者が何を感じているか？　あるいはまったく感じていないのかが重要．

Step up プロになるために

心拍数の正常とは？

- 心拍数の正常値は 50〜100 拍/分がよく知られているが，この値は厳格に考えなくてよい．心拍数は年齢によって変化し，加齢に従い減少する．またこのような変化は個人差が大きく，その他にも睡眠，運動などにより大きく影響を受ける（例：スポーツ選手の睡眠中心拍数は約 30 拍/分など）．徐脈により患者がなんらかの症状を感じているかどうかが大きな判断根拠である．

徐脈による心不全

- 脈が遅いことで生じる症状の多くは，脳血流低下によるもの（めまい，失神など）である．その他の重要なものとして心不全がある．心拍出量は 1 回心拍出量×心拍数なので，異常に心拍数が低下すると心拍出量が低下する．この場合，通常の心不全とは異なり，全身倦怠感や運動時息切れなどの症状となるので問いかけにも注意が必要である．

β **Memo**

洞機能不全症候群で症状のある場合はどうするか?

　洞機能不全症候群では突然死の危険性はないものの,洞停止の時間が長ければめまいや失神など脳血流低下の症状が出現する.このとき危ないのは事故である.病棟内で失神して転倒し,頭を強打するなどの事故予防は必要である.症状があれば安静度の管理は重要である.また症状のある洞機能不全症候群は,基本的に恒久的ペースメーカーを待機的に植込むことが治療となる(緊急的に植込む必要性は乏しい).

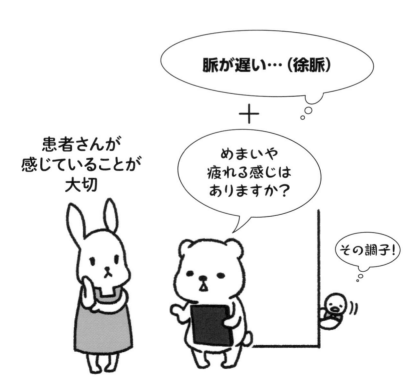

脈が遅い…(徐脈)

＋

患者さんが
感じていることが
大切

めまいや
疲れる感じは
ありますか?

その調子!

Case 03 **P波がない，遅い徐脈**

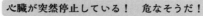
心臓が突然停止している！　危なそうだ！

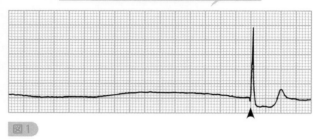
図1

★モニター心電図の特徴

→ 心臓停止しているのは，P波が出現しないか，P波はあっても QRS 波が出現しないか，のどちらか．

→ 心臓停止時の心電図でP波と QRS 波をチェック．

- 心臓停止時にはP波は観察されない．この心臓停止はP波が出現しないためにもたらされている．だから洞機能不全症候群である．このようにP波がないのは，おそらく洞結節からの信号が来ないためだ．これを特に，洞停止［sinus arrest（サイナスアレスト）］という．

- P波がないままで（洞停止が）持続すれば大変だが，次の心拍（矢印）は直接 QRS 波が出現している．これはなんだろう．

- 身体はこのままでは危ないと察知して，洞結節以外の場所から心拍を出現させることができる．これは正常な洞結節からの心拍がないときに補充する調律という意味で，補充調律［escape rhythm（エスケープリズム）］という（☞ 27 頁）．

- したがって，この心電図は「洞停止および補充調律」である．

Point

洞機能不全症候群では，症状の有無を確認.

☆ どうするか？―知識と実践

- 洞停止は，洞機能の障害からもたらされる洞機能不全症候群のひとつであり，緊急的に生命がおびやかされる危険性はない.
- めまいなどの症状が出現しているなら，転倒などの事故に注意しよう．何もなければ，医師への報告のみで十分（緊急性はない）.

洞徐脈と洞停止はどちらが重症？

　感覚的にわかるように，どちらかといえば洞停止のほうが症状が出やすい．これは洞徐脈が慢性的であるのに対して，洞停止は突然なためである．したがって，一般的にペースメーカーが植込まれるのは洞停止のほうが多い.

Step up プロになるために

洞機能不全症候群の分類

- 洞機能不全症候群では，以下の分類がよく用いられている［Rubenstein分類（ルーベンスタイン）分類］.

　Ⅰ型：洞徐脈（P波が規則的だが遅い）を呈するもの（☞ Case 2）

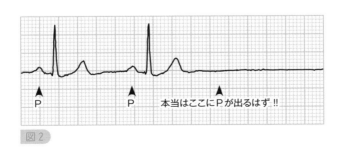

P　　　P　　本当はここにPが出るはず!!

図2

Ⅱ型：洞停止（P 波が突然出現しなくなる）を呈するもの（図 2）

Ⅲ型：徐脈頻脈症候群（頻脈が出現し，それが停止したあとに洞停止となるもの）（☞ Case 4）

- 分類がどれであろうと，基本的に洞機能不全症候群の生命予後はよいことには変わりはない．

転倒などの事故に注意

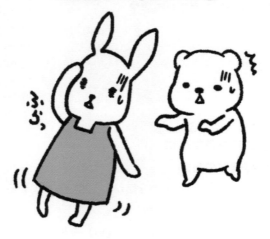

Case 04　速い不整脈のあとに急に遅くなる

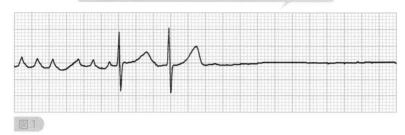

> 速い不整脈がやっと治まってよかった！　と思ったら
> 今度は逆に急に遅くなった…

図1

⭐ モニター心電図の特徴

> ➡ 前半は速い不整脈，後半は遅い不整脈．頻脈性不整脈と徐脈性不整脈
> はとりあえず別々に考えること．ごちゃごちゃにして考えると訳がわ
> からない．
> ➡ 遅い不整脈は基本を思い出す．

- 速い不整脈は心房細動である．
- 遅い不整脈はP波が出現しないので遅いから，これは洞停止．
- だから洞機能不全症候群だ．速い不整脈もあるので，洞機能不全症候
  群Ⅲ型（徐脈頻脈症候群）だと考える（☞34頁）．

⭐ どうするか？─知識と実践

- 洞機能不全症候群の基本はいつも同じ．基本的に鷹揚に考えよう．患
  者の症状を重視する．患者のところへいって，何か感じなかったか？
  感じたらどんな症状だったか？　確認しよう．
- 治療方針はその症状に応じて，じっくり考えることになる．今，あわ
  てる必要はない．

Point

> 洞機能不全症候群III型（徐脈頻脈症候群）では，頻脈の症状と徐脈の症状の両者を確認すること．

- 頻脈と徐脈のどちらか片方だけの症状がある場合はどうするのだろう．頻脈の症状があって徐脈の症状がない場合，安心して頻脈に対する薬物投与はできるだろうか？ あるいは徐脈の症状があって頻脈の症状がない場合に，脈を増加させるような薬物を投与できるだろうか？

- このような薬物投与がなされるようだったら，主治医や専門医にその意図を聞いておこう．洞機能不全症候群III型における薬物投与は難しい．頻脈の治療薬は徐脈を悪くするし，徐脈の治療薬は頻脈を悪くする．「くすりを飲む前のほうがずっとよかった」といわれないようにしなければならない．まして，転倒などの事故を起こしては元も子もない．あわてて治療を行ってしまうことのほうが危ないのである．だから，とりあえずの報告でよい．患者がベッドで横になっている限りは大きなことは起きない（図2）．

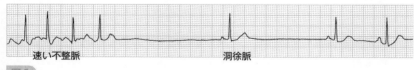

速い不整脈　　　　　　　　　　　　　洞徐脈

図2

Step up　プロになるために

洞機能不全症候群における恒久的ペースメーカー植込み基準

- 洞機能不全症候群では，徐脈だからといって安易にペースメーカーを植込むべきでない．徐脈による症状が重要であり，心電図所見そのもので植込みが決まるわけではないことは知っておこう．

B 心拍数が速かったら
— QRS 波を見よう！
— QRS 幅が狭いとき

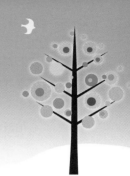

一見正常だけど，心拍数は 100 拍/分を超える

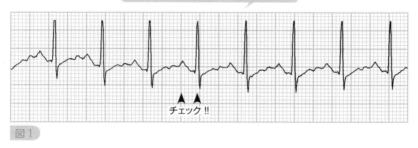

心拍数は異常に速い（125 拍/分）！
頻脈タイプの不整脈なのだろうか？

チェック!!

図1

⭐ モニター心電図の特徴

→ そもそもこれは不整脈？　不整脈と判断するかどうかがまず重要

- QRS 波の幅は狭い（2 mm）．だから上室性の頻脈．これは正しい．
  上室性の頻脈＝「心房細動，心房粗動，上室頻拍」と思いがちだが，
  そもそも不整脈とはいいにくい洞頻脈もある.
- よく見ると，QRS 波の前にきちんとした P 波がある．脈が速いとは
  いえ，P 波，QRS 波，T 波は正常と同じように同定できる．このよ
  うな心電図は運動したときの心電図となんら変わりがない．実はこれ
  は洞頻脈である.
- あわてていると，すぐに不整脈と思ってしまって上室頻拍と誤解する

37

ことがある．P波がQRS波の前にはっきり見えて，T波との区別ができれば洞頻脈と考えてよい．このようなとき心拍数は150拍/分を超えていることはまずないし，いつから始まったか見てみれば徐々に心拍数が速くなってきたことに気づくだろう．

★ どうするか？―知識と実践

- 洞頻脈はそれ自身が悪いのではなく，どこかが悪いから洞頻脈になっている．

🐻 Point

洞頻脈を見たら，その原因を一生懸命探そう．主治医や専門医に報告も．
　→ショック，発熱，低酸素血症，低血圧，脱水，甲状腺機能亢進症など

- ベッドに横になっているだけで心拍数が100拍/分を超え続けることはまずない．何かが患者に生じているサインだ．
- 原因を知らないで，むりやり脈を下げようとすると大変なことになる．原因があるから，なんとか脈を速くして生きのびようとしているのだ．

Memo

予想もしない洞頻脈

　予想もしない洞頻脈が生じることは悪い兆候と思ったほうがよい．心不全や肺炎の患者で洞頻脈が起こるのはある意味で当たり前なので，原因になっている病気の治療に専念していればよい．しかし，「なぜこの患者はこんなに脈が速いの？」と思ったら，患者の様子をもう一度確認したほうがよい．肺塞栓など予想もしない病気が生じている可能性だってある．

Step up プロになるために

夜間の洞頻脈

● 人間の心拍数は昼間高く，夜間は低いという日内リズムをもっている．患者の心拍数も同じだが，重い病気をもっているほどこの日内リズムはくるってくる．重症の心不全では終日心拍数は高いが，これは昼夜を問わずそのような仕事量が心臓に求められているからである．逆にこれという病気が見つかっていないのに，夜勤帯で心拍数の高い患者がいたら注意しておこう．反対に昼間心拍数が高くても，夜間睡眠中の心拍数が 50～70 拍ぐらいに落ち着いていたら，正常である可能性が高い．

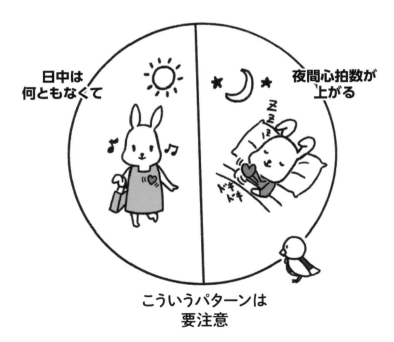

Case 02 正常なんだけど，なんとなく不規則…

> P波，QRS波，T波は，正常の波形で区別できるけど
> なんとなく不規則…　放っておいていいのかな？

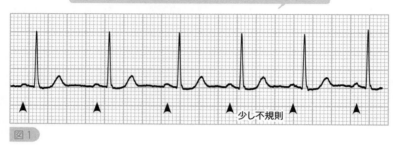

図1

⭐ モニター心電図の特徴

➡ ご指摘どおり正常の波形だが，QRS波の出現は整っているとはいえない．

➡ そもそもQRS波の前にあるP波の出現が不規則だ．

➡ P波の出現間隔の異常以外は正常のようだ．

- 実は，そもそもP波の出現間隔はすべての人でちょっと不規則である．人間は機械ではない．おおまかにいうと規則的にP波を出現させているとはいえ，時計のように正確に時を刻めるわけがない．

- だからこの心電図は，この若干の不規則性が目立っている心電図である．

- このようにP波の出現間隔が少し不規則になっているだけで，続くQRS波，T波がきちんと出現しているものを「洞不整脈」という．

    ※洞不整脈＝洞結節から出現する興奮間隔が若干揺れているもの．
    すべての人はこの洞性不整脈をもっている．モニター心電図では
    これが目立っている場合に少し変かな？　と思ってしまう．

⭐ どうするか？―知識と実践

- すべての人が，多かれ少なかれ洞性不整脈をもっている．

 Point

> 洞性不整脈は放置！　報告する必要もない．

- モニター心電図でこの洞性不整脈に気づいたあなたは，よく日頃から
モニター心電図に注意していたという証拠である．自信をもって勤務
を続けましょう．

Step up プロになるために

■ どんな患者でこの洞性不整脈が目立つのか？

- 洞不整脈は呼吸による心拍数の変動である．息を吸うと脈拍数は遅く
なり，息を吐くと脈拍数は速くなる．このような変動は副交感神経機
能（自律神経の一部）により調節されており，一般的に高齢者より若
年者に，また心疾患をもっている人よりもたない人で洞性不整脈が顕
著となる．このモニター心電図は29歳の健常な女性のものであっ
た．放置しておいてよいわけである．

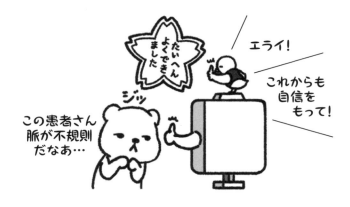

I モニター心電図ってなに？
II モニター心電図を読んでみよう
III 12誘導心電図ってなに？
IV 12誘導心電図を読んでみよう
V 心電図プロになるアイテム集

Case 03 ときどき不規則

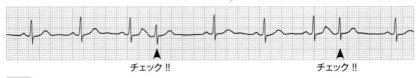

余計な心拍が混じっている…

チェック!!　　　　　　　　　　　チェック!!

図1

⭐ モニター心電図の特徴

→ 余計な心拍が混じることを期外収縮（予想される時期の外に発生した収縮）という.

→ 余計な心拍の QRS 波は幅が狭い. だから上室性（心房性）.

→ あわせて上室期外収縮（心房期外収縮）だ.

- 期外収縮＝premature complex あるいは premature beat.

- 上室性＝supraventricular. 上室性は心房性とほぼ同じ意味と考えてよい.

- 心房性＝atrial.

- 病棟では PAC（premature atrial complex）, SVPC（supraventricular premature complex）, APC（atrial premature complex）, APB（atrial premature beat）などと呼ばれているが, すべて同じ意味.

- 1 拍だけでなく, 数拍に 1 拍ずつ規則的に出ることが多い. 図 2 の場合は洞調律 1 拍に期外収縮が 1 拍ずつ出現している. これを 2 段脈（bigeminy：バイジェミニー）, 2 拍につき 1 拍出るものを 3 段脈（trigeminy：トライジェミニー）という.

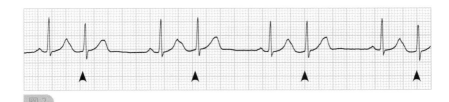

図2

- 2連発や3連発で出現することも多い．その場合，PAC 2連発とかPAC 3連発という．数発続いて数えるのが面倒くさいときはPAC short run（短い間の数発の連発）という（図3）．

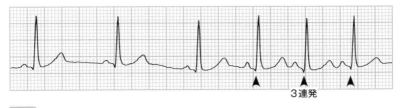

3連発

図3

 Point

PAC＝心房期外収縮

どうするか？—知識と実践

- ほとんどの健康な人が，自覚するしないに関係なく心房期外収縮はもっている.

🐻 Point

心房期外収縮は基本的に放置. 患者が自覚して訴えるようなら，ゆっくり主治医・専門医に報告だけしておこう.

Step up プロになるために

■よく見れば変な P 波があるはずだ

- 心房（上室）期外収縮というのだから，異常な収縮は心房から生じている. よく見れば必ず幅の狭い QRS 波の前に異常な心房興奮を表す P 波を見つけることができる. 幅の狭い QRS 波をもつ上室不整脈を見たら，その原因となっている異常な P 波を探す癖をつけておこう. このような習慣はそのうち必ず役に立つ.

🐻 Point

幅の狭い QRS 波では，いつもその前の P 波を探そう.

■P 波が見えないときは T 波に隠れている

- 異常な P 波をいくら探しても探せないことがある. これは異常 P 波が他の波に重なって隠れているからだ. このようなときほとんどの場合，その前にある正常 T 波に重なっている. 正常な T 波と上室期外収縮の前にある T 波を見比べてみよう（図 4）. T 波の形が違っていることに気づくはずである. P 波が重なっているから T 波の形が変わってしまうのである. 逆にいうと，T 波の形がその 1 拍だけ変わっていたら，そこには異常な P 波があると思えばよい.

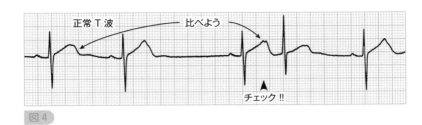

図4

🐻 ! Point

T 波の形が変わっていたら，そこに P 波がある．

▌blocked PAC あるいは non-conducted PAC とは？

● 上室（心房）期外収縮は，心房から出現し，房室結節を通過して，心室に伝わる．しかし，このような電気の通り道では房室結節が最も通りにくく，ときに房室結節で消滅してしまうことがある．このような場合，モニター心電図では異常な P 波があるだけで QRS 波はない．これを blocked（ブロックされた）PAC あるいは non-conducted（伝導しない）PAC という．一見，T 波が変形しているだけで徐脈のような心電図に見えることがある（図5，☞ 139 頁）．

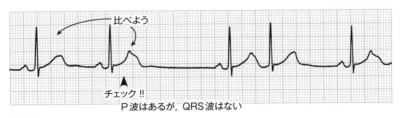

図5

Point

徐脈のように見えても，よく見ると blocked PAC のことがある（図6）.

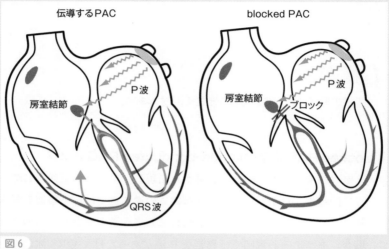

図6

Case 04 規則的で速い

突然明らかに早い頻脈（心拍数160拍/分）が始まった！

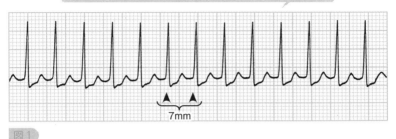

7mm

図1

⭐ モニター心電図の特徴

→ 規則的に持続する頻脈で7mmに1つの波だから，頻拍だ．はっきりしたP波がないからQRS波で数える．

→ 幅の狭いQRS波だから，上室性だ．

→ これらをあわせると上室頻拍だ．

- 頻拍＝tachycardia.
- 上室性＝supraventricular. 上室頻拍は supraventricular tachycardia（SVT）.
- 病棟では paroxysmal（発作性）をつけて，発作性上室頻拍（paroxysmal supraventricular tachycardia：PSVT と略す）と呼ぶことが多い．かつては，PAT（paroxysmal atrial tachycardia）と呼んでいたこともあった．

 Point

PSVT＝発作性上室頻拍

⭐ どうするか？─知識と実践

- 基本的に上室不整脈が生じたからといって，すぐに死ぬことはない．
  あわてずさわがず，落ち着いて対処しよう．

- といっても放置することはできない．すぐに患者の様子を観察しよ
  う．

- そのとき重要なのは血圧だ．血圧が保たれていればまず安心．ベッド
  に横になってもらい，不安感を取り除こう（不安になればなるほど心
  拍数が上がってしまう）．

🐻 Point

  ✦ 上室頻拍はすぐに死ぬことはないが，医療者側の落ち着いた対処が必
    要．
  ✦ 血圧が保たれていれば，まず患者の不安感を取り除こう．

- 速やかに主治医や専門医に連絡をとろう．そのとき，心拍数の他に血
  圧と意識状態，患者の訴えの様子の報告も忘れずに．意識状態がよい
  ことは血行動態が保たれている証拠なので，血圧データを補完する情
  報である．

- 下の図2も同様の発作性上室頻拍である．患者の意識は明確で，血圧
  は 110/70 mmHg であった．

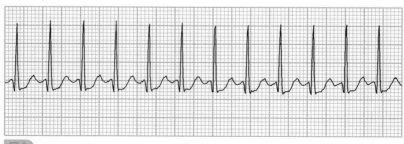

図2

𝛽 Memo

どうやって上室頻拍を停止させるか？

　古典的には頸動脈洞マッサージや眼球圧迫など，こんなことするの？なんていう停止法が教科書に書かれていたが，現在ではむしろこのような停止法は知らないほうがよい．

▌誰でもできる簡単な停止法

　上室頻拍を簡単に停止させる方法は，むしろ患者がよく知っている．それまでに何度か自分で停止させてきた経験をもっている人では，それを試してもらってもよい．大きく息を吸ってそこで止めて我慢する方法，冷たい水を飲む方法などがある．その中でもかなり効果のある方法は，冷たい水の中に顔をつけて息を止めるというやり方だ．

▌どのような薬物を用いるか

　すぐに停止させたいと思ったら，やはり薬物のほうがよい．ルートを確保したうえで，比較的よく用いられるのはベラパミル（ワソラン®）である．5 mgを生食で10 cc程度にして，1 mg/分でゆっくり静注する．血圧が下がるので時折血圧を測定する．アデノシン（アデホス®）もよく用いられる．この薬物は急速に静注しないと効果がないので，循環器医以外の医師はややためらいがちになる．5 mgを急速に静注し，効果がなければ10 mgさらに20 mgと用量を増加させて用いるが，ルート内のデッドスペースがあるので生食などでデッドスペース内に残った薬物も押し流すようにする．この薬物は気管支喘息では禁忌である．

Step up プロになるために

▌薬物を効果的に！

● 薬物を注射すればすぐに停止するとは限らない．実は事前の準備が重要．というのも，どの薬物も患者が精神的に興奮していると薬が効きにくいからだ．興奮や不安で交感神経機能が活性化すると薬物効果は減弱する．だから薬物を使う前に，上室頻拍では命の危険がないこと，やがて薬で必ず停止することなど，きちんと説明し患者の不安感

を除いておくことが薬で治す基本にある．このことは，上室頻拍に限らずどのような病気でもあてはまる．

上室頻拍の機序

- 一口に上室頻拍といっても，さまざまなメカニズムで生じている．しかし，約90％は2つの種類の上室頻拍である．正常では心房と心室には1つの電気通路（房室結節）しかないが，この他にもう1つの通路があって，心房と心室が2本の通路でつながっている．片方の道を使って心房から心室へ，もう片方の通路を使って心室から心房へ興奮が伝わるため，ぐるぐると心臓の中を興奮が回る．このうち，房室結節に2つの通路がある上室頻拍は，房室結節回帰頻拍（atrioventricular nodal reentrant tachycardia：AVNRT）といい，房室結節以外に先天的に別の伝導路（副伝導路）をもっているものを房室回帰頻拍（atrioventricular reentrant tachycardia：AVRT）という．名前は似ているが，違う種類の上室頻拍である．

上室頻拍の根治療法

- 上室頻拍が生じたら，そのたび薬物で停止させるというのが昔の普通の治療であった．死なない不整脈とはいえ，こればかりでは患者の苦痛を完全に取り除くことができない．現在では停止させるだけでなく，根治することも可能だ．カテーテル焼灼術という方法で，カテーテル先端を約60℃にして原因部位（AVNRTでは房室結節の余計な1本の道を，AVRTでは副伝導路を）をなくしてしまう方法である．現在成功率は95％であり，上室頻拍で悩む患者にはすばらしい治療法である．

Case 05 基線がギザギザしている不整脈（ギザギザは規則的）

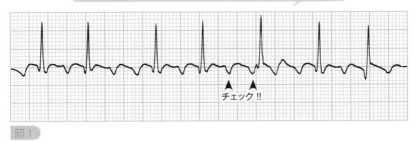

基線がギザギザしていて，QRS 波が不規則な不整脈だ！

チェック!!

図1

⭐ モニター心電図の特徴

- → 幅の狭い QRS 波だから，上室（心房）性だ．上室性なら P 波の収縮頻度を数える．
- → P 波は基線のギザギザである．これは心房の異常な興奮を表している．大体 5 mm に 1 つ波があるので，P 波は約 300 拍/分である．粗動だ．
- → あわせて心房粗動だ．

- 上室（心房）不整脈で，粗動だから，上室粗動という呼び名でもよいように思えるが，この不整脈は 100％心房に原因があるので，心房粗動と呼んでいる．
- 心房＝atrial，粗動＝flutter なので，心房粗動＝atrial flutter：AFLという略称が用いられている．

Point

+ 心房粗動＝AFL
+ のこぎりの歯のような基線．のこぎりの歯は5mmに1つ．

● 心房粗動の特徴は「規則的にギザギザな基線と不規則なQRS波」である．このギザギザの波を鋸歯状波（F波）と呼んでいるが，目で見ても確かにのこぎりの歯のように見える．これはすべて異常に速い心房の興奮波で，多くの場合1分間に約300拍/分の頻度で収縮している．すべてが房室結節を通って心室に伝わるわけではなく，一部が心室に伝わって心室興奮（幅の狭いQRS波）をつくる．2つのF波のうち1つが伝導すれば心拍数は150拍となり，4対1で伝導すれば75拍となる．図2，図3のものでは，2〜4つのF波につき，1つのQRS波が形成されている．

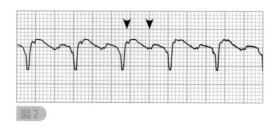

図2

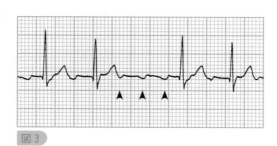

図3

⭐ どうするか？―知識と実践

● 心電図は派手だが，基本は上室不整脈である．

🐻 Point

不整脈対処の基本はまず血行動態．心房粗動では心拍数がすべてを決める．

● 心房粗動の異常な心房興奮がすべて1対1で心室に伝わった状態を想像してみよう．心室は300拍/分で収縮することになる．あなたの手を1分間に300の頻度で握ったり開いたりしてみよう．そんなことができるだろうか？　心臓も300拍/分の頻度では効果的なポンプ機能は営めない．実際に1対1伝導ではショック状態となる．

● もう想像できるでしょう．心房と心室の関係が2対1（心房が300拍/分なら心室が150拍/分のとき）なら患者は動悸を訴えるかもしれないがショックになることはないだろうし，4対1（75拍/分）ならもしかすると患者には自覚症状もないかもしれない．実際，図1の患者では軽度の動悸があるだけであった．

● 心房粗動対処の決め手は心拍数にある．心拍数が高ければ緊急に対処，低ければゆっくり対処．

β Memo

どのように対処するの？

　心房粗動を停止させることは難しいので，対処は基本的に心拍数をコントロールすることである．ベラパミル（ワソラン®），ジギタリス製剤（ジゴキシン），あるいはプロプラノロール（インデラル®）などを経口的に，あるいは静注して対処する．薬物による停止効果は20～30％と効率が悪いので，どうしても停止させたい場合には静脈麻酔のうえ，電気ショックを行う．

Step up プロになるために

▌心房粗動の根治療法

- 心房粗動も電気興奮が心房の中をぐるぐると回っている不整脈である。だからその多くは，上室頻拍と同じようにカテーテル焼灼術で根治できるようになっている。成功率はやや上室頻拍に劣るが，現在では90%程度と考えられている（図4）。

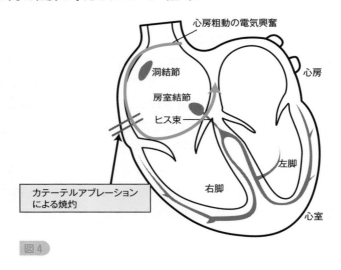

心房粗動の電気興奮

洞結節

房室結節

ヒス束

心房

左脚

右脚

心室

カテーテルアブレーション
による焼灼

図4

▌心房粗動がますます増えている？

- かつて，心房粗動は比較的珍しい不整脈であった。しかし，最近ではこの不整脈を見る機会はますます増加している。それは薬物による心房粗動が増加しているためだ。心房細動を抗不整脈薬で治療すると約10%程度の患者では，心房細動が心房粗動に変わってしまう。現在社会の高齢化とともに心房細動患者が増加しているので，その治療中に出現する心房粗動も増加するわけである。

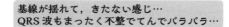

Case 06 基線が揺れ，まったく不規則な不整脈

基線が揺れて，きたない感じ…
QRS 波もまったく不整でてんでバラバラ…

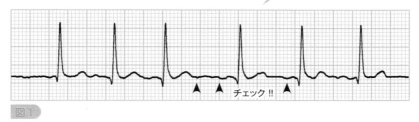

チェック‼

図1

☆ モニター心電図の特徴

➡ 幅の狭い QRS 波だから上室（心房）性．

➡ 揺れた基線は心房の興奮．P 波が速い頻度で出現しているのがこのように見える．心房の興奮頻度は数え切れないから，細動．

➡ あわせて心房細動だ．

● 心房粗動と同じように，上室細動とは呼ばず「心房細動」．

● 心房＝atrial，細動＝fibrillation なので，心房細動＝atrial fibrillation．略号としては AF，あるいは Afib が用いられている．

🐻 Point

✦ 心房細動＝AF
✦ 揺れる基線

● 心房興奮は無茶苦茶速くて，その一部がときどき房室結節を通って QRS 波となる．いつ通過できるか予想もつかないので QRS 波はてんでバラバラ．このような特徴から心房細動は絶対性不整脈とも呼ばれている．逆に，P 波がなく幅の狭い QRS 波が絶対的にバラバラに

I なに？ モニター心電図って

II モニター心電図を読んでみよう

III なに？ 12誘導心電図って

IV 12誘導心電図を読んでみよう

V 心電図プロになるアイテム集

出現していたら，心房細動と考えてよい（図 2）.

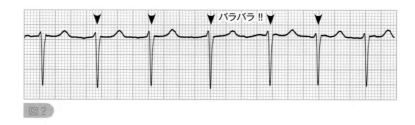

バラバラ!!

図 2

☆ どうするか？─知識と実践

● 心房細動も心房粗動と同じように考えよう.

Point

心房細動の緊急性も血行動態，つまり心拍数から判断.

● 基本的には心拍数が高ければ緊急に対処，適度であれば（100 拍/分
以下）ゆっくり対処.

Step up プロになるために
▌心房細動と脳梗塞

● 昔は心房細動は大した不整脈ではないと信じられてきたが，最近では
心房細動が重症の脳梗塞を引き起こすことが問題になっている．心房
細動では心房の収縮はできていないので，心房の中に血液がよどんで
血栓ができやすくなる．それが何かの拍子に脳血管に飛んでいくと，
脳梗塞になってしまう．病棟で一見元気な患者に心房細動が生じ，放
置したため重症の脳梗塞が生じたりしたら後悔先に立たずである．患
者の背景にもよるが，抗凝固薬の経口投与やヘパリンの持続点滴で予
防をすることが多い.

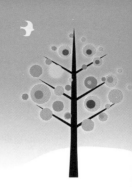

C 心拍数が速かったら
― QRS波を見よう！
― QRS幅が広かったら

Case 01 ときどき不規則

余計な心拍が混じっている…

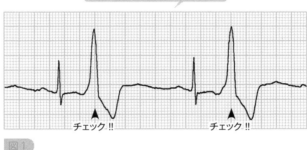

チェック!!　　　　　　　　　チェック!!

図1

⭐ モニター心電図の特徴

→ 余計な心拍が混じることを期外収縮（予想される時期の外に発生した収縮）という．

→ この期外収縮のQRS波は幅が広い．だから心室性．

→ あわせて心室期外収縮だ．

- 期外収縮＝premature complex あるいは premature beat.
- 心室性＝ventricular.
- 病棟では PVC（premature ventricular complex），VPC（ventricular premature complex），VPB（ventricular premature beat）

などと呼ばれているが，すべて同じ意味．

 Point

心室期外収縮＝PVC

- 1拍だけでなく，数拍に1拍ずつ規則的に出ることが多い．洞調律1拍につき期外収縮1拍が出るものを2段脈（bigeminy：バイジェミニー），2拍につき1拍出るものを3段脈（trigeminy：トライジェミニー）という．
- 1拍だけでなく，2連発や3連発で出現することも多い（図2，図3）．

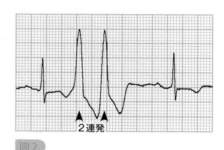

2連発

図2

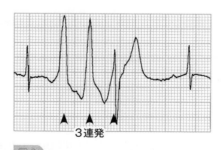

3連発

図3

- その場合，PVC 2 連発（これを couplet という）とか PVC 3 連発（triplet）という．便宜上，3 連発以上の連発はすべて心室頻拍と呼ぶように定義されている（「危険なもの」という意識を高めるためにも，3 連発以上はこのように呼んだほうがよい）．
- 30 秒未満持続するものは，非持続性心室頻拍（NSVT＝non-sustained ventricular tachycardia）と呼ぶ．．
- 心室期外収縮は，いったん出現したら規則にのっとって出現する傾向がある．

☆ どうするか？―知識と実践

- 健康な人でも，自覚するしないに関係なく心室期外収縮はもっていることが多い．

🐻 Point

心室期外収縮は一般的に放置してよい．ゆっくり主治医に報告だけしておこう．

Step up プロになるために
▌R on T とは？

- 前にある T 波の上に心室期外収縮が生じたものは R on T 型心室期外収縮という．以前から危ない心室期外収縮のひとつと考えられている．しかし T 波に重なる心室期外収縮がすべて危険なわけではない．T 波の中央，頂上あたりに出現するものが危ないだけで，T 波の終末部に重なるものの危険性は少ない．そのような意味で T 波の中央あたりから出現するものだけを R on T と呼んだほうがよい（図 4）．
- またこの定義は，心室期外収縮の前が正常収縮である場合に限られる．たとえば，心室期外収縮 2 連発，3 連発の最後の心室期外収縮にはこの用語は用いない．

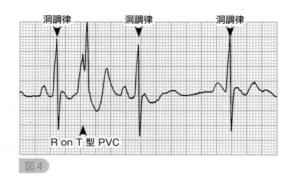

図 4

間入性とは？

- 心室期外収縮が出現すると次の正常収縮が抜けてしまう場合（図5,
  代償性という）と，そのまま正常収縮が生じる場合（図4）がある．

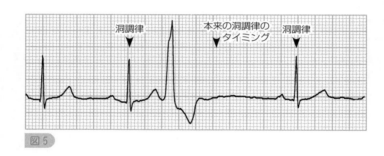

図 5

- 後者のように正常収縮はまったく乱されないで，2つの正常収縮の間
  隔はまったく乱されず心室期外収縮が間に入ったものを間入性期外収
  縮という．間入性であろうが，なかろうが大きな違いはない．患者に
  とってはどちらも変わらない．

心室期外収縮を治療しない根拠

- かつては心室期外収縮を見て，その数が多ければとりあえず薬物を投
  与して，その数を減らそうと努力していた時代があった．心室期外収
  縮の数が減れば，危険性も少なくなるだろうと単純に考えていたから
  である．しかし，単純に心室期外収縮数を減少させるために抗不整脈

薬を投与することは，かえって薬物の副作用ばかりで患者にとってよいことは何もないことが判明している（☞ 159 頁）.

▌心室期外収縮 3 連発を見たらどうする？

● 心室期外収縮 3 連発は，非持続性心室頻拍である．心室頻拍と聞くと危ない感じがする．しかし危ないかどうかはこれだけでは決まらない．重要なことはこのような患者の基礎に心疾患（心不全，心筋梗塞など）があるかどうかだ．基礎に心疾患がなければ生命予後は基本的に良好だ．カルテを見て，基礎心疾患があるかどうか確認しておこう．

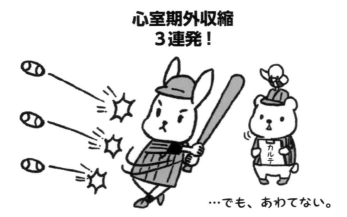

心室期外収縮
3連発！

…でも、あわてない。

Case 02 幅の広い QRS 波からなる頻脈

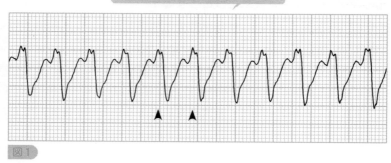

明らかにひどい！ 規則的だけど…

図1

☆ モニター心電図の特徴

- → 落ち着いて見ている暇はない！ すぐに行動を！
- → 人を呼んですべての事態が落ち着いてから，あとからもう一度見直してみるとすると…
- → 幅が広い QRS 波だから心室性．
- → 心室の興奮拍数は 160 拍/分だから頻拍
- → あわせて心室頻拍だ．危なかった…

- 心室性＝ventricular，頻拍＝tachycardia なので，心室頻拍＝ventricular tachycardia，略して VT と呼ぶ．

 Point

- 心室頻拍＝VT
- 緊急事態！

- ポンプ機能の中心である心室が原因の不整脈である．当然ポンプ機能は破綻している．QRS の形はさまざまだが，「幅が広い QRS 波の頻拍」はすべて共通（図2，図3）．

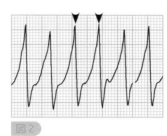

図2

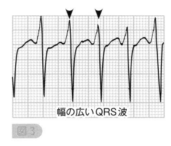

幅の広いQRS波

図3

🐻 Point

心室頻拍では緊急に患者救命を！

⭐ どうするか？—知識と実践

- 心室頻拍を見たら，周囲の人に声をかけて（VTと叫んで）すぐに患者のところへ駆ける．

- このような幅の広いQRS波が持続したら反射的に体が動くように！

- 患者の意識を確認せよ．意識なく，脈拍が触れなかったら心臓マッサージを！

- 人を集めること．ひとりではそれ以上どうしようもない．

- できるだけ早く直流除細動を（R波同期で200 J，無効なら300 J，さらに360 J）．発見が早く，しっかりとした心臓マッサージで脳血

流が確保されていれば，とりあえず救命できる（気管挿管はあとまわし！）

● 心室頻拍で血行動態が破綻したままだと，心室細動に移行してしまう．

意識がしっかりした心室頻拍では？

　ときに心室頻拍であるにもかかわらず，患者の意識はしっかりしていてそれほど重症感のないこともある．確かに顔色はよくないが…こんなときはすぐに心臓マッサージなんてできない．とりあえずの血行動態は確保されているからである．しかし血圧を測定して緊急に主治医や専門医に連絡しよう．まもなく血行動態が破綻する可能性がある．余裕のもてる心室頻拍では，薬物を用いて心室頻拍を停止させることが多いが，このようなときでも最悪電気的除細動となることがある（この場合の電気的除細動は R 波同期で 50 J 程度から行う）（図4）．

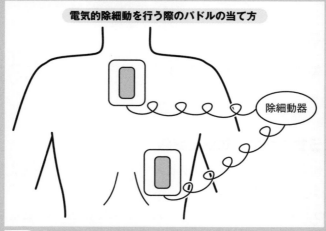

電気的除細動を行う際のパドルの当て方

除細動器

図4

注意！：心室細動以外では R 波周期（R 波に一致して電気的ショックを与える）を忘れずに！

胸部叩打は？

　かつて意識がない心室頻拍では，「胸を叩く」という胸部叩打の処置が教科書に書かれていた．現在でもこれは必ずしもやってはいけないことではない（ただし，1回だけ）．しかし，その効果は約10J程度の電気ショックと同じ効果しかないことがわかっているので，声かけをしてできるだけ早く電気ショックを用いたほうがよい．

Step up プロになるために

▍特殊な心室頻拍

● 基礎に心筋梗塞や心不全などがある場合の心室頻拍は，きわめて危険である．発見とその後の行動までの時間が勝負だ．一方で逆に，基礎心疾患のない心室頻拍が存在することも知られている．このような心室頻拍では血行動態が破綻することはまれで，薬物治療の反応も良好なうえ，カテーテル焼灼術で根治することができる場合も多い．心室頻拍時の12誘導心電図所見からこのような心室頻拍に2種類あることが知られているが，特発性心室頻拍と呼ばれている．

▍基礎心疾患を有する心室頻拍

● 基礎心疾患を有する心室頻拍では，その生命予後はきわめて悪い．かつては薬物で予防するしかなかったが，現在では薬物療法と非薬物療法のすべてを使っての予防を患者個々において決定する努力が日々なされている．基本的に，もともとの心収縮能が悪いものほど薬物も効きづらい．

▍房室解離

● 心室頻拍中は心房はどうなっているのだろう？　心房は洞結節からの興奮で収縮しているので，心房の興奮（洞調律）と心室の興奮（心室頻拍）はバラバラだ．だからP波とQRS波もバラバラで，これを房室解離という．房室解離があれば心室頻拍ということになるが，現場

ではどうでもよい所見である．房室解離と房室ブロックがまったく違う意味であることだけは覚えておこう．

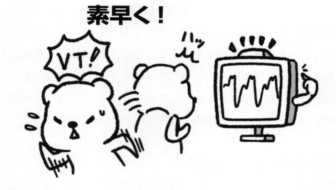

I
モニター心電図って
なに？

II
モニター心電図を
読んでみよう

III
12 誘導心電図って
なに？

IV
12 誘導心電図を
読んでみよう

V
心電図プロになる
アイテム集

Case 03 心室頻拍？

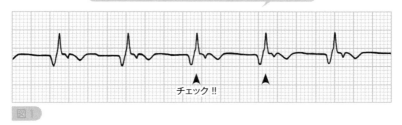

頻脈ではないんだけど，なんとなくあやしい…

チェック!!

図 1

★ モニター心電図の特徴

→ QRS 波の幅は広いので心室性．

→ しかし心拍数は 83 拍/分と正常範囲内だ．心室不整脈だが，名前がつけられない．

● このように幅の広い QRS 波が心拍数 100 拍/分以下で規則的に出現しているものを，促進心室固有調律（accelerated idioventricular rhythm）という．

● 通常は，心臓のペースメーカーである洞結節が 60〜80 拍/分，房室結節が 30〜40 拍/分，心室が 20 拍/分前後で自発的に興奮できる能力をもっている．健常な状態では洞結節の興奮が他の部位からの興奮を凌駕し，他から出現する興奮は洞結節の興奮に負けて表に出ない．この促進心室固有調律は，心室の自動能がなんらかの原因で洞結節の興奮より早くなったために生じている．洞結節機能は正常で房室ブロックもないのに補充調律が早く出すぎていると考えてよい．心室性のものなので洞調律と QRS 波形も異なる（図 2）．

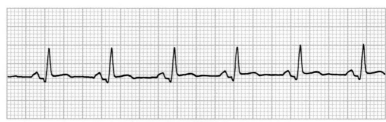

図1と同一症例における洞調律時のモニター心電図

⭐ どうするか？─知識と実践

● 基本的には何もしないで経過観察.

 Point

促進心室固有調律自身が問題になることは，まずない.

● といっても放置してよいというわけではない．緊急性はないが，主治医に報告しておく必要がある.
● なんらかのことが心室に生じているから，促進心室固有調律が生じている．その原因探しが重要だ．主治医は真剣にかつじっくりと考えるだろう.

 Memo

原因は？

　促進心室固有調律の原因探しは難しい．急性心筋梗塞，ジギタリス中毒，過量のカテコラミン製剤の投与，電解質異常などが考えやすいが，外科手術後の急性期などにも見られる．はっきりした原因がない場合は様子観察のみで自然に消失してしまうことも多い.

Case 04 グチャグチャのモニター心電図

規則性がなく，グチャグチャ…

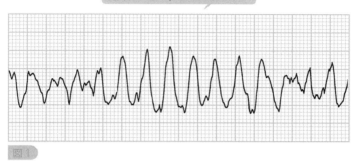

図1

⭐ モニター心電図の特徴

→ すぐに患者のところへ.

→ 救命できたあとで見直してみよう.

→ グチャグチャに見えているひとつひとつの波が QRS 波（心室の興奮）である. 幅が広くて（というか判別できない）心室性，数え切れないから細動，あわせて心室細動である.

● 心室性＝ventricular，細動＝fibrillation なので，心室細動＝ventricular fibrillation：Vf という.

🐻 **Point**

+ 心室細動＝Vf
+ 緊急事態！

⭐ どうするか？─知識と実践

● 患者はすでに死亡しかけている. 周囲に声をかけて（叫んで），患者

I なに？ モニター心電図って

II モニター心電図を 読んでみよう

III なに？ 12誘導心電図って

IV 12誘導心電図を 読んでみよう

V 心電図プロになる アイテム集

のいる現場へ．もうこれは反射的行動だ．

 Point

心室細動では，すぐに救急蘇生処置を！

● 患者の意識はなく，脈はなく，呼吸は停止している．アンビューバッグで人工呼吸を，同時に心臓マッサージを！　直流除細動器を用意して，速やかに電気ショックを（200 J，無効なら300 J，360 Jとエネルギーを上げる）．心室細動が始まってから蘇生処置までの時間が短ければ救命することができる．急いで心臓マッサージを開始し，同時に多くの医師，ナースを集める．

 Memo

電気ショックのあとは？

　はじめの電気ショックにより洞調律となればよいが，回復しないときには再度トライするしかない．3回連続の電気ショックで回復のない場合は，気管挿管を行い，静脈路を確保してから再トライする．その間エピネフリン（ボスミン® 1 mgを3分ごと）を静注することが多いが，これは脳血流を少しでも確保するためである．このとき無効な電気的除細動を有効にするために，ニフェカラント（シンビット®）を用いることがある．

　電気ショックのあと，心電図がフラットになったら，それは心静止である．こうなるときわめて厳しい．心臓マッサージを継続する．除細動器のパドルを用いて体外ペーシングを行う．このとき心室細動はもはやないので，電気ショックをしても無駄である．

Step up プロになるために
■植込み型除細動器とは？

● 心室細動は一刻を争う不整脈である．病棟内だからこそ蘇生することもできるが，病院外であれば救命できる可能性も低くなる．それでは心室細動を起こしうる患者は病院外に出ることができなくなる．植込

み型除細動器はこのような患者のために開発された機械である．植込んでいれば機械が常時心室細動や心室頻拍が生じていないかを監視し，心室細動が生じれば自動的に電気ショックをかけるように設定されている．この機械は心室細動自身を予防できないが，救命という意味で画期的機械である．ICD（implantable cardioverter defibrillator）と呼ばれている．

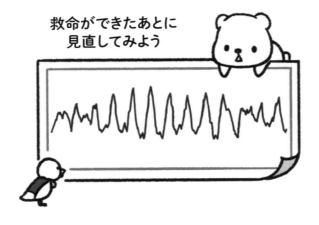

救命ができたあとに
見直してみよう

71

Case 05　グチャグチャのモニター心電図だけど…

> 一見判断できない心電図のようだが
> QRS波も一部見えるような…

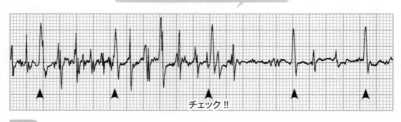

チェック!!

図1

⭐ モニター心電図の特徴

→ よく気がつきました．QRS波が見える部分がある．
→ 心室細動だったら，このように正常QRS波が見えることはない．

- グチャグチャの波と正常QRS波が混じっているというか，重なっているのである．だからグチャグチャの波は心臓以外から発生している波だ．多くは筋肉から発生している筋電図や電極がはがれかかっているために生じる．このように心臓以外から発生した異常波形を，アーチファクト（artifact）という．
- このようなアーチファクトは，病棟内で一番見る頻度が高い．グチャグチャの波だけど，その中に正常のQRS波が見えているというのが特徴（図2）．

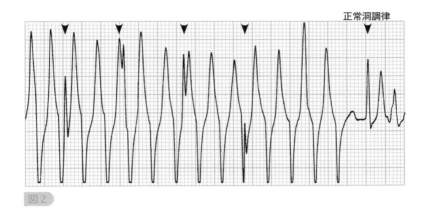

図2

⭐ どうするか？─知識と実践

- 心臓以外の原因による波形異常だから，心臓に対する治療は不要だが…

🐻 Point

アーチファクトは無用な心配を抱かせる．できるだけこのような波形が記録されないような努力を日々行うこと．

- アーチファクトがどうかわからなければ当然，わかっていても患者のところに行くべきである．患者は何気ない顔をしている．アーチファクトであることは確認されるし，何がアーチファクトの原因かもわかる．
- 昔から原因であることがよくわかっているものに，患者の歯磨き動作がある．歯磨きのときに用いる肩から腕の筋肉の上に電極が装着された場合に，その筋肉活動が記録されるのだ．可能な限り，筋肉を避け，骨にあたる部分にきちんと電極を装着する習慣をつけよう．骨にあたる部分は体動の影響を受けにくいので，安定したモニター心電図記録ができる．

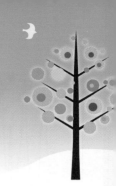

⭐ 心臓ペースメーカー患者の心電図

- 心臓ペースメーカーは，心房や心室，あるいはその両者にカテーテル電極を挿入し，その電極から電気刺激をして心臓を興奮させるものである．洞機能不全症候群や房室ブロックという徐脈の治療に用いられる．心臓を電気刺激すると，モニター心電図ではまず電気刺激を表す幅の狭い矩形波（数 msec なので，1 mm 未満，ペーシングスパイクという）が見え，それに引き続き刺激された心臓の興奮（心房なら P 波，心室なら QRS 波）が見える．これが正常のペースメーカー心電図である．ペーシングスパイクが見えないときは，モニター心電図の誘導の位置を変えれば見えるようになる（図1，図2）．

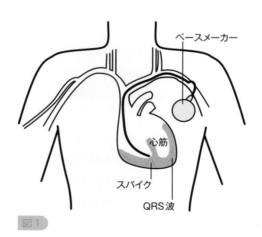

図1

VVI（心室のみペーシング）

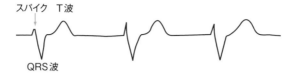

DDD（心房，心室ともペーシング）

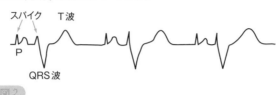

図2

⭐ ペースメーカー装着患者で注意すること

ペースメーカー装着患者が入院している．モニター心電図が装着されたが何に注意すればよいのだろう？

- このような場合は通常のわきまえ，つまり患者の血行動態予測以外に，ペースメーカーという機械がきちんと作動しているかどうかも監視しなければならない．

ペースメーカーがきちんと作動しているかどうかって？

- きちんと作動しているかどうかというより，ペースメーカーの不良動作がないかどうかをチェックしたい．このような不良動作をペースメーカー不全というが，基本的に2種類ある．ペースメーカーは心臓の興奮を感知（センシング）しながら，必要なときに心臓を電気刺激（ペーシング）している．ならば，ペースメーカー不全は①感知不全（センシング不全）と，②刺激不全（ペーシング不全）である（図3）．

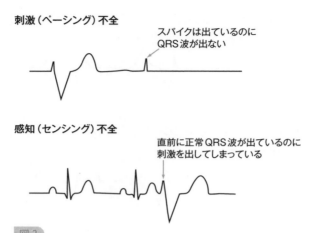

刺激（ペーシング）不全

スパイクは出ているのに
QRS波が出ない

感知（センシング）不全

直前に正常QRS波が出ているのに
刺激を出してしまっている

図3

Point

それでも！

→ペースメーカー装着患者だからといってそのモニター心電図をおそ
れる必要はない．現場ではとりあえず，最低限の心拍数が維持され
ていることを確認できていればよいのだから（理解できない心電図
は，あとからじっくりで十分）．

刺激（ペーシング）不全とは？

● ペーシングとは心臓を電気刺激することで心房や心室を興奮させ，P
波やQRSを形成させることをいう．つまり，ペーシング不全は電気
刺激をしているのに，刺激された心筋に相応するP波やQRS波が
見られないことをいう．

感知（センシング）不全とは？

● ペースメーカーは，心臓がみずから正しいことをしているとき，つま
り徐脈にならない限りペーシングしない．ペースメーカーは常に心臓
の興奮を感知（センシング）しながら，必要なときだけペーシングす
るように組まれている．だからセンシング不全が生じると，余計なと

ころでペーシングスパイクが出たり，必要なときにスパイクが出な
かったりする．前者は心臓の興奮を感知できていない（アンダーセン
シングという）ためであり，後者は何か余計なものを心臓の興奮と勘
違いしている（オーバーセンシングという）ためである．

⭐ ペースメーカーの設定

■ ペースメーカーの設定に，さまざまのものがあってわかりにくいが…

● 重要なのは設定された最低の心拍数とペースメーカーモードである．
最低拍数の意味は簡単だ．この設定された心拍数以下になったら，
ペースメーカーが作動して，電気刺激がなされるという意味だ．だか
らペースメーカー患者では，その心拍数がこの最低拍数を下回ること
はない．

■ ペースメーカーモードとは？

● 心房と心室にカテーテル電極を挿入できるのでさまざまの刺激様式を
とることができる．いちいちすべてを言葉で言い表すのが面倒なの
で，簡単に3つのアルファベットで表すことになっているが，初心
者にはかえってわかりにくく感じられるかもしれない．DDD とか
VVI とかいうものだ．このアルファベットの並びの意味は次のよう
である．

　・最初の1文字：どの部分を刺激しているか？　A は心房，V は心
　　室，D は心房と心室．
　・2番目の1文字：どの部分の興奮を感知しているか？　A は心房，
　　V は心室，D は心房と心室．
　・3番目の1文字：どのような刺激様式か？　I は正常興奮を感知し
　　たら刺激しないという意味，O は正常興奮の有無にかかわらず刺
　　激するという意味，D は必要に応じて刺激するという意味（表1）．

● このように並べられるとますますわかりにくくなるが，通常病棟で用
いられているモードは，AAI，VVI，DDD の3種類と思ってよい．

第1文字：ペーシングの心腔（どの部分を刺激しているか？）	
A	atria（心房）
V	ventricles（心室）
D	dual（心房と心室）
第2文字：センシングする心腔（どの部分の興奮を感知しているか？）	
A	atria（心房）
V	ventricles（心室）
D	dual（心房と心室）
第3文字：応答様式（どのような刺激様式か？）	
I	inhibition（正常興奮を感知したら刺激しない）
D	dual（必要に応じて刺激する）
O	（正常興奮の有無にかかわらず刺激する）

AAI とは？

- 心房を感知しながら，正常の P 波が生じれば刺激しない．逆に P 波が設定された最低拍数を下回れば心房を刺激して，P 波を形作る．心房だけに 1 本リードがあることを覚えておけばよい．心室にはリードはないので，QRS 波があるかどうかはまったく関係がないし，ペースメーカー自身もわかっていない（図4）．

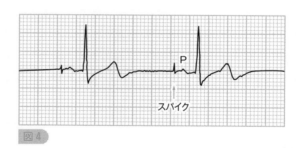

図 4

VVI とは？

- AAI の心房が心室に変わっただけである．QRS 波が最低拍数を下回るときだけ電気刺激をする．P 波とはまったく無関係に，忠実にQRS 波だけを形成させる（図5）．

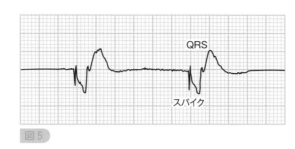

図5

▋DDD とは？

● これは少し複雑である．心房と心室の両方にリードが挿入されている．まず P 波が出現するかどうかを感知しながら，最低拍数以下になればまず心房を刺激する．それに続いて QRS 波が出現するかを監視し，一定時間出現しなければ心室を刺激する（図6）．P 波が最低拍数以上のときも，それに続く QRS 波があるかどうかを監視していて，出現しないときは心室を電気刺激する．

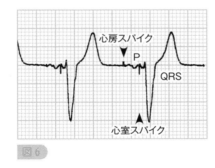

図6

⭐ ペースメーカー不全のモニター心電図把握のコツ

▋どこに電極リードが挿入されているか？
設定された最低拍数がいくつか？ が決め手

● ペースメーカーの設定モードを知らないで，ペースメーカーの心電図を読むことは専門家にも難しい．だから入院してきたら，主治医に設定を確認すること．その後，次の2つの点に注意しておこう．

▌ペーシングスパイクに続く P 波・QRS 波があるか？

- 挿入された場所に応じて，スパイクのあとに P 波や QRS 波がある．
  これがなければまずペーシング不全だ（図 7）．

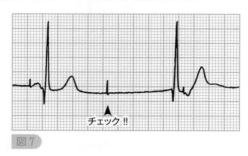

チェック !!

図 7

▌スパイク自身はきちんと出ているか？

- スパイクは設定された最低拍数以下になったら出現するはずである．
  最低拍数以下であるにもかかわらず，スパイクがなかったらオーバー
  センシングというセンシング不全だ（図 8）．

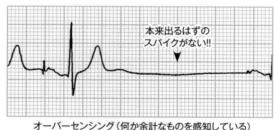

本来出るはずの
スパイクがない!!

オーバーセンシング（何か余計なものを感知している）

- 最低拍数は保てているのに，スパイクが出ていたらアンダーセンシン
  グというセンシング不全の可能性がある（図 9）．

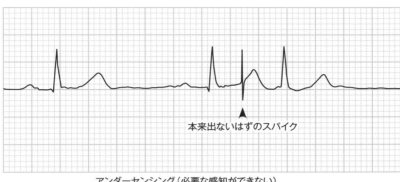

本来出ないはずのスパイク

アンダーセンシング（必要な感知ができない）

図9

そして主治医に確認しよう

- 異常だと思った心電図は，記録して必ず主治医に見せよう．というのも，最近はここでは説明できないほど多様な機能がペースメーカーに備わっているので，すべてがペースメーカー不全ではない可能性もあるからである．なかには，専門家でもペースメーカー不全と見間違う偽ペースメーカー不全というのもある．

専門家でも見間違うことがある

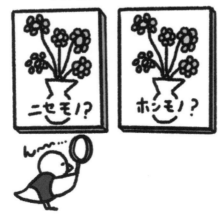

Ⅲ

12誘導心電図ってなに？

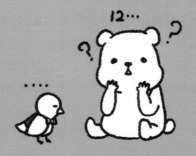

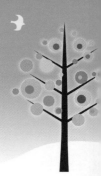

A　なぜ12誘導心電図なんだろう？

■12個も誘導があるから難しい？

- モニター心電図は1つの誘導だけですね．P波，QRS波，T波を確認して，それらを追っていくことは比較的簡単です．実際にベテランのナースには「モニター心電図のプロ」ともいえる人たちが実在しています．それに比べ「12誘導心電図はどうも…」というナースや研修医が多いのはなぜでしょう？

- 大体の場合は，ST部分が上がっているか？　下がっているか？　あるいは以前の心電図と比べて大きな変化がないか？　を見て終わりにしている場合が多いのではないでしょうか？　確かに12個も誘導があるので，全部に目を通しているだけでも時間がかかってしまいます．さらに「これこれの誘導の波の意味は…」なんていわれても，とても覚えきれないし，大体数が多すぎてそんなこと考える時間もないですよね．というわけで，なんとなく自信のないまま12誘導心電図をそのままにしていないでしょうか？

■12誘導心電図の目的とは？

- では「そもそも」論から始めましょう．

- モニター心電図の目的は，「患者の急激な変化を早くキャッチする」ということでした．そのためには，「患者にどのようなことが起こりうるか？」をあらかじめ知っておくことが重要でしたね．では，それをどうやって知るのでしょう．患者に関する情報を得ていなければ何が起きるかなんて予想できません．患者の現病歴，既往歴，家族歴などはとても重要です．突然死の原因となる心臓の情報も集めていなければ，ですね．そのためのひとつの有用な手段が12誘導心電図なの

です．12 誘導心電図は記録するのが簡単なわりに，「患者の心臓情報」を数多く含んでいます．12 誘導心電図からあらかじめ情報を得ていれば，モニター心電図をつけて的確に患者の急変に対処できるわけです．また，急変時にも簡単にそのときの心臓がどうなっているかを知ることができます．12 誘導心電図を読める人と苦手意識をもっている人では，対処の仕方に大きな時間差が出てくるわけです．

 Point

> 12 誘導心電図の目的→患者の心臓情報を集めること．

▌でも，どうして 12 個も誘導があるのか？

● モニター心電図をつけていればわかると思いますが，記録する電極の場所を変えると心電図の波形が大きく変わりますね．心臓は三次元的な広がりをもった立体なのに，モニター心電図は「線」で記録しているからです．

● 話は変わりますが，ここであなたが「自動車」を買うつもりになったときのことを想像してみてください．買おうと思っている車のパンフレットを手に入れたとします．そのパンフレットにはたくさんの車のカラー写真がついています．きっとさまざまな角度から撮った写真がついているはずです．「前から」，「斜め前から」，「横から」，「後ろから」というような写真を見ていると，実際の車がどのようなものか想像できますね．もし，「一方向」からの写真しかなければ，どんな車か想像できません．写真に写っていないところにあなたのお気にめさないところがあるかもしれません．自動車は立体です．でも写真は平面です．写真で自動車を表そうとすると，数多くの方向から撮った写真が必要になるわけです．

● もう，おわかりになったでしょうか？ 「立体」である心臓の情報を，「線」である心電図から得ようとすると，数多くの方向から記録することが必要なのです．心電図は，「マイナス電極からプラス電極」と

いう方向から見た「写真」です．マイナス電極とプラス電極をつける
位置を変えれば，数多くの「写真」が撮れますね．でも，撮る方向は
無限大にたくさんあって逆に困ってしまうかもしれません．（図1）

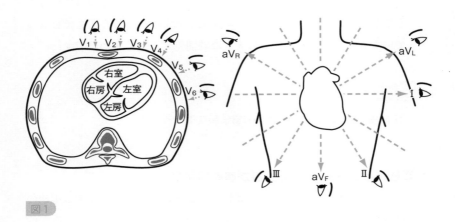

図1

立体的な心臓の情報を集めるために，12 誘導心電図がある！

▌少なすぎず，多すぎず，それが 12 誘導心電図なのです

- どのぐらいの方向から写真を撮れば，必要かつ十分な心臓の情報が得
  られるだろうか？　少なすぎれば見るのは簡単ですが，見えていない
  部分が多すぎて見逃している点が多くなるかもしれません．逆に多い
  場合は心臓の情報をたくさん得ることができますが，記録することに
  もまた見ることにも時間がかかりすぎて対処が遅くなります．少なす
  ぎず，多すぎずという微妙なライン，これが 12 個の誘導となったの
  です．

▌でも，専門家は 12 誘導すべてを見ていない！

- 事情はわかったけれども，やはり 12 誘導は多すぎるな，なんて思っ

ていませんか？　私も同感です．少なすぎず多すぎずといっても，12個の心電図波形はひとりの人が短時間で見るには，やはり多すぎます．

- 実は専門家でも，というか専門家ほどすべての誘導を見ていません．こう書くと語弊があるかもしれませんね．専門家はまず必要な部分だけをみて判断し，さらにそのうえで必要だなと思ったとき（おかしそうだなと思ったときだけ）その他の誘導も見ているのです．つまり，12誘導にはどうしても重要な誘導（重要誘導）とそれほどではないがときどき必要になる誘導（補足誘導）があるわけです．そうでないと，健康診断時の心電図診断など，大量の12誘導心電図を短時間にチェックすることなどできませんね．重要な誘導とそれほどでもない誘導がどの誘導なのか？　知りたくなってきませんか？

 Point

12誘導心電図には，「重要誘導」と「補足誘導」がある！

▌必要な「患者の情報」を得るためのポイントだけ知っていればよい

- 12誘導心電図にはたくさんの情報が含まれています．しかし，含まれている情報のすべてがナースや研修医にとって必要というわけではありません．12誘導心電図の細かい所見の蘊蓄を聞いている暇はないのです．心電図の研究者ではないのですから，今後の患者診療や対処のうえで必要な情報だけを取り出せれば十分なのです．12誘導心電図にある情報から患者の今後を予想し，モニター心電図で監視しながら，的確機敏な行動に移す，これがプロの仕事です．「12誘導心電図を読む」という大仰な気持ちになる必要はそもそもありません．「12誘導心電図の重要誘導を見て，患者診療計画に必要最小限の情報を得る」，これがまず目指すところです．

Point

12誘導心電図はすべてを見る必要なし! 必要最小限の情報だけを見よう!

🌙 まとめ

❶ 患者の今後をうらなう情報源,それが12誘導心電図.苦手意識をもっていると対処が遅れる.

❷ 心臓を多方向から眺めてみるという意識,これが12誘導心電図の本髄.

❸ しかし,すべての誘導が同じように重要なわけではない.重要な誘導を押さえよう.

❹ 細かい所見は無用.患者診療に必要な情報だけ得られれば十分.

 Memo

12誘導:心臓のどの方向から写真を撮っているか?

自動車の写真をさまざまな方向から撮ってその自動車のイメージをつくるように,12個の方向から心電図をとって心臓をイメージするのが12誘導心電図です.では,どのような方向から心臓を見ているのでしょう.12個の方向は大きく,「上下左右」の方向と「前後」の方向に分かれています.それぞれ,肢誘導(12誘導心電図で左にある6つの誘導),胸部誘導(右にある6つの誘導)という名前がついています(図1,図2).

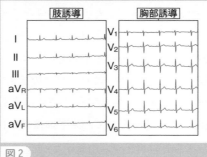

図2

上下左右の方向から見た誘導（肢誘導）

- 心臓の上下左右といっても，直接記録するわけにはいきません．どうしているかというと，心臓の上下左右にあって目安となるのは手足のつけ根ですね．ちょうど心臓の右上，左上，右下，左下にあります．この場所に電極をつけてそれぞれの場所をマイナス電極やプラス電極にさまざま入れ替えて心電図をとれば，上下左右方向から心臓の写真を撮ることになります．手足のつけ根自身は電極を簡単につけにくいので，それにつながっている手足に電極をつけることにしています．だから，この上下左右方向の写真を「肢誘導」と呼んでいます．

- 肢誘導では6つの方向から心電図を記録しています．12誘導心電図では左半分にあるⅠ，Ⅱ，Ⅲ，aVR，aVL，aVF誘導です．このうち，重要な誘導は心臓の電気興奮に沿った誘導であるⅠ誘導とⅡ誘導だけです．実際，たいていの場合モニター心電図はこの誘導のいずれかで記録されています（図1，図3）．

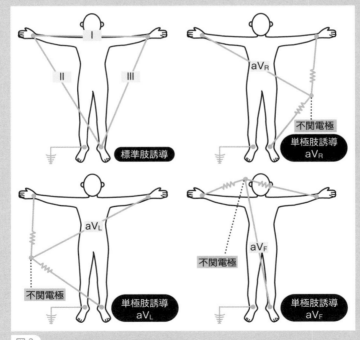

図3

前後の方向から見た誘導（胸部誘導）

● こちらの誘導は，ちょうど心臓のところで体を輪切りにした図（CT
と同じです）を想像してください．心臓の前や後ろに電極をつける
ことができるのに気づくはずです．体の後ろに電極をつけるという
のは面倒なので，胸の前から左横にかけて6つの電極をつけて，こ
の6つの方向から心電図を記録します．胸部に電極をつけるので，
この前後斜め方向の写真を「胸部誘導」と呼んでいます（図4）．

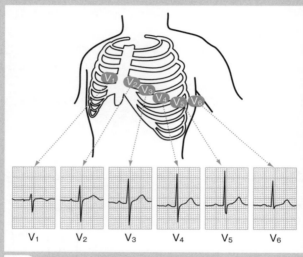

図4

● この胸部誘導は，12誘導心電図では右半分にある V_1, V_2, V_3, V_4,
V_5, V_6 誘導になります．V_1 や V_2 誘導はちょうど心臓の右室や左室
の前にあたります．この場所は心臓の筋肉量は比較的少ないといえ
ます．V_5 誘導はちょうど心臓の先（心尖部）になります（図1）．こ
の場所は，心臓の電気興奮が向かってくる方向で，また同時に心臓
の筋肉が多い場所です．このような胸部誘導で重要なのは，「連続
性」です．心電図では電気興奮が向かってくると大きな上向きの波
が記録されるようにできています．心室の興奮を表す QRS 波では，
上向きの波（R 波）は V_1 誘導で最も小さく，V_5 誘導で最も大きく
なります（上向きと下向きの大きさが同じようになる場所を移行帯
といいます．多くの場合 V_3 誘導あたりになります）．電極の場所と
心臓の関係が人によって少しずつ違いますから，どの誘導でどのよ

うな波という厳格な基準はないのです．胸部誘導では少しずつ電極
をずらして記録しているだけです．だからどんな人であれ，V_1 誘導
から V_5 誘導へと徐々に少しずつ波形が変化しているはずです．

Memo

QRS 波：それぞれの定義

● 心室の興奮は，QRS 波ということはもうおわかりですね．QRS 波は
Q 波，R 波，S 波の集合です．ここではそれぞれの定義をもう一度
確認しておきましょう（図5）．

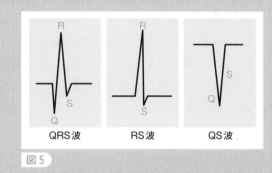

QRS波　　　　RS波　　　　QS波

図5

- ・Q 波：心室興奮の波形が下向きで始まった場合の，その下向きの
振れ．
- ・R 波：心室興奮の波形のうち上向きの振れ．上向きの振れが2つ
ある場合は，1番目をR 波，2番目をR′波という．
- ・S 波：R 波のあとに波形が下向きに振れた場合の，その下向きの振
れ．
● 一般的に心室興奮は QRS 波といいますが，誘導によっては RS 波，
QS 波のこともあるわけです．

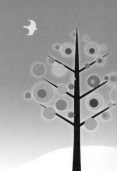

B 12誘導心電図を見る順序を考えてみよう

- 12誘導心電図から必要な情報を読み取ること，また12個の誘導すべてが同じように重要であるわけではないことは，もうおわかりになったことと思います．しかし，12誘導心電図が含む情報量は多いのですから，必要な情報の見逃しは避けたいですね．そのためには，いつも同じ順序で12誘導心電図を見る癖をつけておくことが重要です．自分の中でいつも同じ順序で見ていると，安心して心電図を見ることができます．その結果，見逃しもなくなります．ここでは，その順序についてお話ししましょう．

> 🐻 ! **Point**
>
> いつも同じ順序で12誘導心電図を見よう．その癖があることが秘訣！

⭐ 患者の症状があるとき

- いつも同じ順序といっても，患者の状態によって重要なポイントが異なってくるのは当然ですね．患者が胸部症状を訴えているときは，今何かが患者の中で起きている可能性があります．そのとき記録した12誘導心電図で何を見るか？　多くの人がもうご存知でしょう．

▌症状があるときには，まずST部分の偏位を見る！

- 患者が胸部症状を訴え，すぐに対処しなければならない状態，またその対処によって患者を救命できる状態，それは心臓の虚血でしょう．心臓の虚血が生じているときには，12誘導心電図上ST部分の偏位

（上がっていたり下がっていたりすること）として現れます．ST部分は基線にあるのが正常です．患者が胸部症状を訴え，ST部分が上がっていたり下がっていたら，すぐに主治医や専門医をコールしなければなりません．もともとの心電図がある患者ではその心電図と比べましょう．症状のあるときは少しのST変化でも見逃してはいけません．主治医や専門医が来るまでの間に，ST部分以外の所見を次の順序で確認します．

🐻 Point

症状がある患者の場合は，まずST部分の変化で心臓の虚血を確認しよう！（図1）

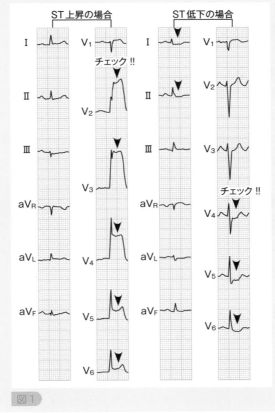

図1

⭐ 患者の症状はないとき，入院時心電図など

- ルーチンで記録された心電図，あるいは症状があっても ST 部分の変化がない心電図では，順序立てて心電図を見ることが重要です．どうしても ST 部分だけを見て安心してしまうことが多いのが実情です．一般的には，P 波，PQ 時間，QRS 波，ST 部分，T 波という順序で心電図を見るように書かれている教科書が多いと思いますが，もう少し実践的な順序で見てみましょう．ここではその順序だけを追ってみましょう．

▌まず，心拍数を確かめましょう

- 心拍数は患者の大きなサインです．安静時の心拍数が高ければ，それだけで何かありそうです．

▌QRS 波を見る！

- 次に QRS 波を見ましょう．すべての誘導の QRS 波をひとつひとつ確認する必要はありません．左半分の肢誘導では第Ⅰ誘導と第Ⅱ誘導を見ます．右半分の胸部誘導では，V_1 誘導から V_5 誘導の R 波の大きさを大体確認しながら，その連続性を確認します．

▌ST 部分を見る！

- 症状があるときにはもう確認済みですね．症状がないときにはここで確認しましょう．QRS 波のチェックが済んだら ST 部分を見るという癖が決め手です．

▌T 波を見る！

- T 波は QRS 波と同じ向きにあるというのが正常です．この波も QRS 波を見る誘導でチェックします．

▌P波とPQ時間を見る！

● P波の異常は，第II誘導とV$_1$誘導に現れます．またPQ時間は第II
誘導で計ります．だから，第II誘導とV$_1$誘導だけP波を見ればよい
ことになります．

🐻 Point

症状のない患者の心電図の確認順序：

①心拍数→② QRS 波→③ ST 部分→④ T 波→⑤ P 波と PQ 時間
（図 2）

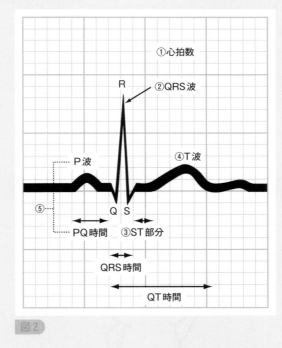

図 2

> まとめ
>
> 　心電図は患者の心臓の反映です．病棟では，患者の全身→ポンプである心室→心房という順序に重要な情報が含まれています．
> ❶ 心拍数から全身の状況を
> ❷ QRS 波，ST 部分，T 波から心室の状況を（Ⅰ，Ⅱ，V_1～V_5 誘導）
> ❸ P 波から心房の状況を（Ⅱ，V_1 誘導）
> という順序で重要な所見を見逃さないようにしましょう．

● なんだか，まだ漠然とした感じでわからないって？　それは当たり前です．まだ，どういう所見が異常なのか述べていません．でも，もう 12 誘導心電図を読むための基本，足場はあなたのなかにできています．次章から心電図が出てきますから，わからなくなったらいつもこのページの基本に戻ってきましょう．

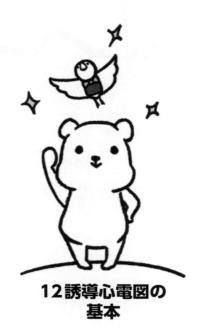

**12誘導心電図の
基本**

IV

12誘導心電図を
読んでみよう

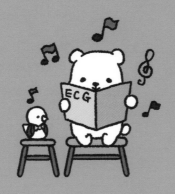

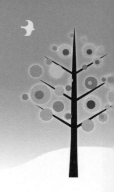

A 「この12誘導心電図は正常です」 と自信をもって言ってみよう！

大体正常のようだけど…
「正常」と断言するほどの自信もないし…

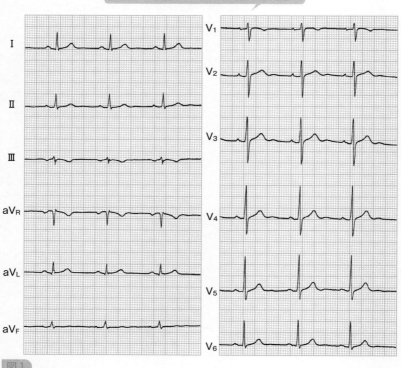

図1

⭐12 誘導心電図の特徴

「大体」という印象だから自信がつかない．
→ 順序立てて心電図を見よう！
→ 実践では，患者の病気に関わらない細かな所見は気にしないが，正常を知っていることはきわめて重要！（☞ 100 頁，Memo）（正常を知らずして，異常はわからず）

▌100 頁の Memo を見ながら確認しよう！

1）心拍数

- 62 拍/分で洞調律：異常なし！

2）QRS 波

- 肢誘導は第 I 誘導と第 II 誘導を見る：どちらも幅の広い（1 mm 以上の）Q 波（はじめから下向きの波）はない，QRS 幅は 2 mm：異常なし！

- 胸部誘導では，V_1 誘導から V_5 誘導の R 波（上向きの波）は連続的に徐々に大きくなっている．V_5 誘導も 26 mm 以内：異常なし！

3）ST 部分

- すべてほぼ基線上にある：異常なし！

4）T 波

- 第 I，II誘導，V_1〜V_5 誘導ともに QRS 波の方向とほぼ同じ方向を向いている：異常なし！

5）P 波

- 第 II 誘導は高さ 2.5 mm 以内，幅 2.5 mm 以内：異常なし！
- V_1 誘導は高さ 2 mm 以内，陰性部分も大きくない：異常なし！

6）PQ 部分

- 第 II 誘導で PQ 時間は 4 mm：異常なし！

⇒すべてのチェックが「異常なし」だ．自信をもって「正常だ」と断言しよう！

Step up プロになるために

12 誘導心電図のプロはいない！

● モニター心電図はそれを見て，反射的に行動ができるプロがいるかも しれない．しかし，12 誘導心電図は違う．一目して反射的に行動で きる人はいない．もし，そのような行動がとれる人がいたら，かなり おっちょこちょいであり，同時にたくさんの見逃しをしているだろ う．12 誘導心電図を見るということは，ひとつひとつのチェック項 目を地道に順序立てて確認していく作業だ．亀のスピードでも着実な 仕事のほうが賞賛される．そのためには確認作業の順序と正常の基準 をきちんと覚えておこう．

β Memo

チェック事項とその正常

「正常」を知っていなければ「異常」の判定はできない．下記チェッ ク項目とその正常はしっかり覚えよう．
● 心拍数の正常
　・安静心拍数 50～100 拍/分が正常．
● QRS 波の正常
　・第Ⅰ誘導，第Ⅱ誘導：
　　① ともに 1 mm 以上の幅の広い Q 波がないこと（深さはこだわら ない）．
　　② QRS 幅は 3 mm 以内であること．
　・V$_1$～V$_5$ 誘導：
　　① R 波は V$_1$ 誘導で小さく，徐々に V$_5$ 誘導に向かって大きくなる （突然大きくなったり，はじめから大きかったりしない）という 連続性があること．
　　② V$_5$ 誘導の R 波の高さが 26 mm を超えないこと．
● ST 部分の正常
　・すべての誘導で基線にあること．
● T 波の正常
　・QRS 波と同じ方向を向いていること（QRS 波が全体として上向き なら上向き，下向きなら下向き）．

- P 波の正常
  - 第 II 誘導で高さが 2.5 mm 以内，幅が 2.5 mm 以内．
  - V_1 誘導は上向きの後，下向き．上向きの高さが 2 mm 以内，下向きの高さ，幅がそれぞれ 1 mm 以内．
- PQ 時間
  - 5 mm 以内が正常．

▌日頃の習慣が成果を生む

- 病棟で見る心電図はむしろ正常の心電図が多い．だからこそ，それを見ないで毎日の仕事を終わらせても，大きく困ることもない．これが大きな落とし穴である．

  日頃心電図を見ていない．

  → 12 誘導心電図は苦手という意識は変わらない．

  →異常な心電図に出会い，びっくりする．「あー，わからない」と思う．

  →ますます 12 誘導心電図が苦手のような気がする．

  という悪循環が生じるのである．

- 毎日の仕事の中で，たくさんの正常心電図があなたの周りにある．これをちょっとだけ見て，「正常だなぁ」と確認する習慣をつけよう．大したことのない習慣だが，あるのとないのとではやがて大きな違いが生まれる．面倒くさいと思う人は，QRS 波のチェックだけでも行おう．

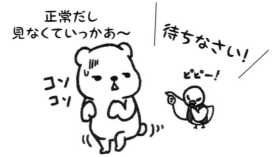

🐻❗Point

QRS 波だけでも，正常といえる習慣をぜひ！

✚ Ⅰ，Ⅱ誘導を見よう！
→幅の広い（1 mm 以上）Q 波（下向きの波）がないことを確認しよう．

✚胸部誘導を V₁ から V₅ 誘導にきちんと見よう！
→ R 波（上向きの波）が徐々に大きくなることを確認しよう．

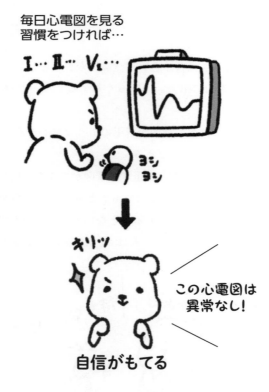

毎日心電図を見る
習慣をつければ…

Ⅰ… Ⅱ… V₁…

ヨシ
ヨシ

キリッ

この心電図は
異常なし！

自信がもてる

B 異常な QRS 波をチェックしよう！

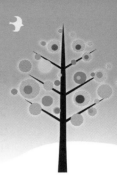

Case 01 異常 Q 波はないか？

異常 Q 波という言葉は聞いたことがあるんだけど
いまひとつどれが異常でどれが異常でないか
わかりにくい…

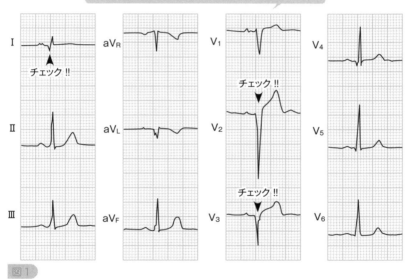

I チェック!!
aV_R
V₁
V₄

II
aV_L
V₂ チェック!!
V₅

III
aV_F
V₃ チェック!!
V₆

図1

☆ 12 誘導心電図の特徴

→ Q波は，QRS波がはじめから下向きに振れた場合の下向きの波のことをいう．記録する誘導によっては，正常者でもQ波はある．これは正常Q波という．
→ Q波が正常か異常かを判断するための2つのポイント
　①どの誘導？
　②どのような幅の下向きの波？

- 一般的には，「異常Q波＝幅が1mm以上あり，かつR波の1/4以上の深さのあるQ波」とされている．しかし，この定義だけではものにならない．まず重要なことは，「どの誘導を見ているのか？」である．
- ここで基本はいつも同じである．100頁の原則に返ってみよう．
- 肢誘導では，第Ⅰ誘導と第Ⅱ誘導だけを見てみよう！
　第Ⅰ誘導は下向きの振れ（Q波）で始まり，幅は1mm以上ある：異常Q波！
　第Ⅱ誘導は幅の広い1mm以上の下向きの波はない：異常Q波はない！
- 胸部誘導ではV₁誘導からV₅誘導の「連続性」を見よう！
　R波はV₁誘導で小さく，V₂，V₃誘導ではいったんなくなり，V₄誘導で突然大きくなる：連続性がなく，異常である．
　この異常はV₂，V₃誘導でR波がなく，Q波となっているためだ．
　このQ波は幅が1mm以上と広い：異常Q波！
- だから，第Ⅰ誘導とV₂，V₃誘導に「異常Q波」が存在している．これ以外の誘導はこだわらなくてよい．つまり，正常心電図を確認するステップ（☞100頁）をきちんと踏む習慣がついていると，異常Q波を探そうとしなくても自然に異常Q波に気づいてしまう．
- R波の1/4以上の深さがあるという定義は，実践ではあてはまらな

い場合も多い．異常 Q 波の深さはあまりこだわらず，むしろその幅
（1 mm 以上）だけに注意したほうがよい．

🐻 Point

異常 Q 波を探そうと思うな！
まず正常かどうかのチェックを通常どおり行おう！
　　①第Ⅰ誘導，第Ⅱ誘導に幅の広い 1 mm 以上の Q 波があるとき
　　②V₁～V₅ 誘導の R 波が徐々に大きくなっていないとき
その誘導に異常 Q 波がある．

⭐ 今後何に注意するか？─知識と実践

▌「異常 Q 波」は何を意味している？

● 異常 Q 波は，そこに本来あった上向きの R 波がなくなったために下
向きになってしまったものだ．なぜなくなってしまったのか？　その
場所にあった心臓の筋肉がなくなってしまったからだ．心臓の筋肉が
なくなる一番の原因は，心筋梗塞（心臓を養う冠動脈血流の途絶によ
り壊死してしまった状態）である．だから，「異常 Q 波」といえば，
普通はまず心筋梗塞が原因だと考えよう．

▌「異常 Q 波」の出現する部位と心臓の悪い場所

● 異常 Q 波は，その誘導方向の心筋が喪失したことを意味している．
それならば，異常 Q 波が出現する誘導により心筋梗塞の場所が推定
できるだろう．

● 誘導は写真を撮る方向である．
　・第Ⅰ誘導：側壁を見ている．
　・第Ⅱ誘導：下壁を見ている．
　・V₁～V₄ 誘導：前壁中隔，をそれぞれ見ている．
だから，
　・第Ⅰ誘導に異常 Q 波があると，「側壁梗塞」
　　　このとき，ほぼ同方向の aVL 誘導にも異常 Q 波がある．

・第Ⅱ誘導に異常 Q 波があると,「下壁梗塞」

　　このとき, ほぼ同方向のⅢ, aVF 誘導にも異常 Q 波がある.

・$V_1 \sim V_4$ 誘導に異常 Q 波があると,「前壁中隔梗塞」

● したがって, この心電図は前壁（中隔）および側壁梗塞だ.

● 図 2 は $V_2 \sim V_4$ 誘導に異常 Q 波がある. 胸部の前についている誘導だから, 前壁梗塞の心電図である. ～梗塞という場所の名前は感覚的なものだから, 自分の感覚で名づけて構わない.

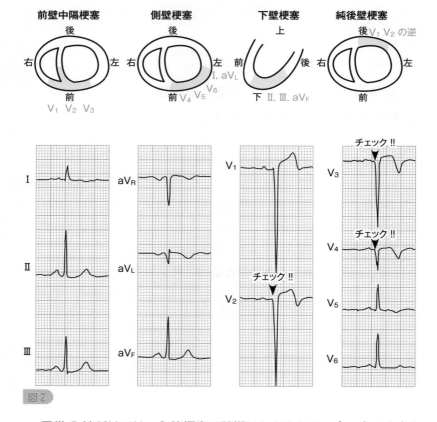

図 2

● 異常 Q 波だけでは, 心筋梗塞の時期はわからない. 古いものかもしれないし, 比較的最近かもしれない. しかし, かなり心筋はすでになくなってしまった状態だ. 今後は, 心不全や不整脈の発生に注意しておく必要があるだろう.

Step up プロになるために

■異常のようで異常でない Q 波

- 「幅が広くて，深さが R 波の 1/4 以上」という異常 Q 波の定義を杓子定規に使っていると，異常でない Q 波を異常 Q 波と誤解するし，異常な Q 波を異常 Q 波でないと誤解してしまう．たとえば正常心電図を見てみよう．aVR 誘導はいつも異常 Q 波になってしまう．

- 「異常 Q 波」は正常では認められない Q 波である．だからそれを探そうとするのでなく，「正常である」と判断するステップを地道に行い「正常でない」と判断したとき，そこに異常 Q 波があるのである．やはり，正常の心電図であると断言できる自信が重要だ．

- ちなみにⅢ誘導のみ，あるいは aVL 誘導のみに見られる幅の広い Q 波は異常ではない．また V₁ 誘導に幅の広い Q 波があっても，V₂〜V₅ 誘導にかけて徐々に R 波が大きくなっているようなら，これも異常 Q 波でない可能性が高い．こんな所見に惑わされないためにも，肢誘導ではⅠ，Ⅱ誘導だけを，胸部誘導では R 波の連続性をチェックするという態度が望ましい．

■異常 Q 波の裏返し

- 12 誘導心電図は，上下左右（肢誘導）と前/横（胸部誘導）から写真を撮っているようなものだから，心臓の後ろが心筋梗塞になってしまうと困る．後ろから写真を撮っていないからわからないためだ．

- でもこの場合も 12 誘導心電図から診断することは可能である．正常では，心臓の前壁の電気力と後壁の電気力がつり合っている．だから前方からの写真になる V₁，V₂ 誘導の R 波は小さいのである．ここで心臓の後壁に梗塞があると前壁だけの電気力だけになってしまうので，V₁，V₂ 誘導の R 波はずっと大きくなってしまう．つり合っているシーソーの片方の重りを外してしまったようなものである．このときもし，後ろから写真が撮れたらそこには異常 Q 波があるだろう．しかし，通常の 12 誘導心電図では，その裏返しとして V₁，V₂ 誘導

のR波が大きくなる．ちなみに図3はその例である．この例では，下壁梗塞だけでなく，後壁梗塞も合併しているためV₂，V₃誘導のR波が大きくなっている．

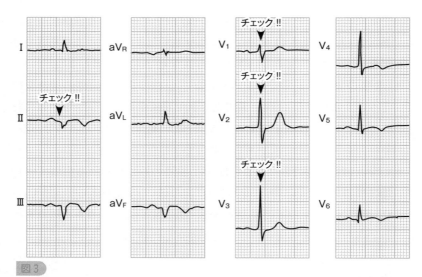

図3

肢誘導では，第II誘導に1mm以上のQ波があり，異常Q波である（下壁梗塞）．胸部誘導では，V₁のR波がV₂誘導で急に大きくなり，V₃のR波が最大，V₄，V₅と小さくなっている．通常の「連続性」は壊されていることに注意．これは，V₂，V₃のR波が大きすぎるためである（後壁梗塞）．

- 例外があって困るな，なんて思っていないだろうか？　実はこのときも，胸部誘導のR波の連続性は壊れてしまう．V₁〜V₃誘導のR波がやたら大きくて，V₄，V₅誘導と大きくならないからである．だからこの後壁梗塞もあえて覚える必要はない．連続性が壊れていて一見「異常Q波」がないときに，ちょっと思い出せればかなりのプロになれる．

■心筋梗塞以外の異常Q波

- 異常Q波は心筋梗塞だけを考えればよいのだろうか？　異常Q波は「心筋がない」ということを意味しているだけなので，その他の心臓

病にも当然認められる．代表疾患が心筋梗塞だが，拡張型心筋症，肥大型心筋症などの心筋症，あるいは急性心筋炎などでも認められる．

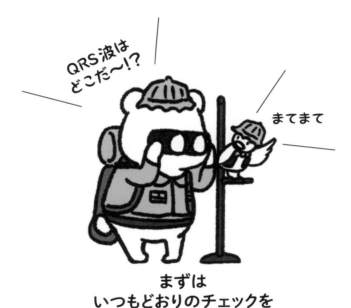

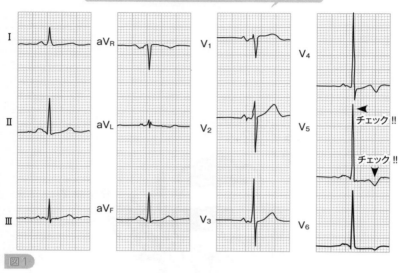

Case 02　大きすぎる QRS 波はないか？

なんだか，胸部誘導の R 波が大きいようだけど…

図1

⭐ 12誘導心電図の特徴

→ QRS 波が大きいとは，V₅ 誘導で R 波が 26 mm を超えること！

- この心電図は，V₅ 誘導の R 波の高さは 27 mm であり，確実に大きすぎる．

- 雰囲気ではなく，数字を覚えているだけで人より物知りになった気がするので頑張ろう．これを「高電位差：high voltage」という．

⭐ 今後何に注意するか？─知識と実践

- 高電位差は健常者でも記録されることが多い．これだけならあまり気にしないでよい．

- この高電位差を示す人たちの中に，一部左室肥大をもっている患者がいる．だから高電位差を見たら，その次にはこの左室肥大をチェックしなければ…

- QRS 波をチェックしたら，次は ST 部分，T 波を見るという順序だ．高電位差をもっていて，さらになんらかの ST 部分や T 波の異常があれば，それは左室肥大をもっていると考えよう．この例では V₅誘導の T 波が陰転している（QRS 波の方向と逆向き）．左室肥大と考えよう．逆に高電位差はあっても，ST 部分と T 波に異常がなければ健常者の可能性が高い（図 2）．

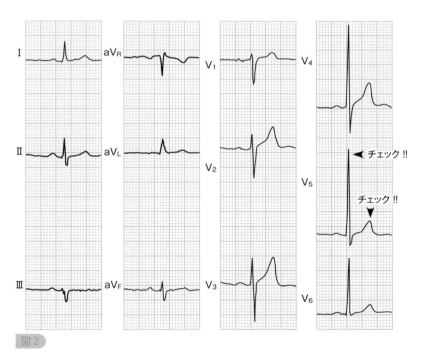

図2

本例では ST-T 波は正常（ST 部分は基線にあり，T 波は上向き）であり，高電位差（V₅R＝29 mm）はあるが，左室肥大とはいえない．

- 左室肥大は，高血圧や肥大型心筋症によってもたらされたのであろう．でも心電図から云々するより，早く心臓超音波検査を施行したほ

　うがよいだろう.

- もし，肥大型心筋症だったら，不整脈や心不全に注意だ.

Step up　プロになるために

■右室肥大は？

- 左室肥大は「V5 誘導の R 波が 26 mm を超え，さらになんらかの ST-T 異常を伴うもの」である．では右室肥大ではどうなんだろう？

- 心電図で右室肥大を判定することは少し難しい．基準は,

　① QRS の軸が 110° を超える著明な右軸偏位

　② V1 の R/S 比 ≧2 かつ RV1≧5 mm

　③ V6 の R/S 比 ≧1

　とされている．実地で用いられるよう簡単にすれば,

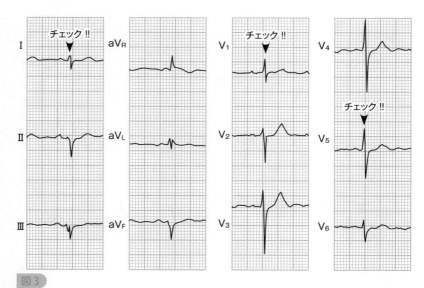

図3

胸部誘導では，V1 → V5 誘導へと徐々に R 波が大きくなっていない．V1 誘導の R 波が大きすぎるためである．同時に第Ⅰ誘導の S 波，V5 誘導の S 波が R 波より大きく，右室肥大と判定できる.

このように，V1〜V2 誘導の R 波が大きくなって，胸部誘導の「連続性」が壊れるものに，この右室肥大と後壁梗塞（☞ 105〜106 頁）がある.

● 「第 I 誘導の S 波が R 波より深く，V1 誘導の R 波が S 波より高く，また V6 誘導の S 波が R 波より深いもの」である．覚えきれないが，この場合も胸部誘導の連続性は壊れているので，「おかしいな」と感じることはできる（図3）．ここでも，正常心電図を判定する順序を守っていれば，異常と判定できる．

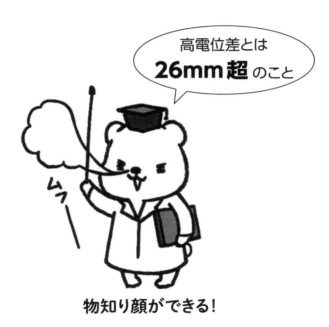

高電位差とは
26mm超 のこと

物知り顔ができる！

Case 03 変な形の QRS 波をチェックしよう！

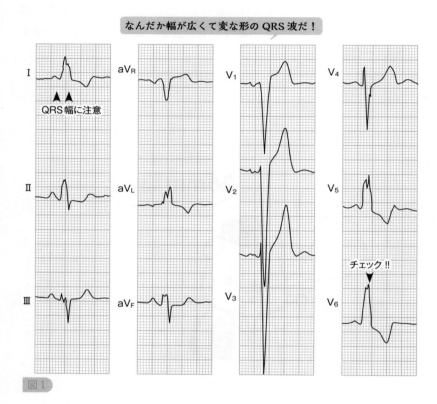

なんだか幅が広くて変な形の QRS 波だ！

QRS幅に注意

チェック!!

図1

⭐ 12誘導心電図の特徴

→ QRS 幅が 3 mm 以上だったら，それは脚ブロック！

● 「脚ブロック」というと難しそうだ．思い出そう．心臓の電気興奮は，端から端へジワーと伝わるのではなく，「右脚」と「左脚」という伝導路を使って一気に電気興奮が伝わるためだった．「脚ブロック」はこの「右脚」か「左脚」が駄目になってしまった状態である．だからジワーと伝わるので，QRS 幅が広くなってしまう．

- では「右脚ブロック」と「左脚ブロック」があるのではないか？　そのとおりである．図1の心電図は左脚ブロックである．また図2の心電図は右脚ブロックである．

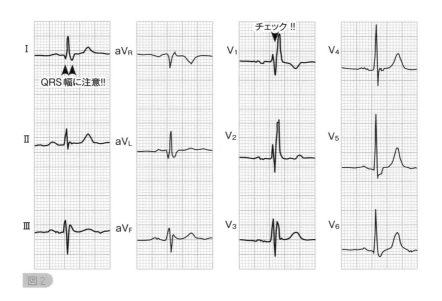

図2

- ここでは，難しい理屈はやめにして覚えよう！
  - **右脚ブロック：V₁誘導でM型**
  - **左脚ブロック：V₆誘導でM型**
- M 型といっても，きれいな M とは限らない．QRS 波の幅が 3 mm 以上のときは，V₁誘導と V₆誘導を見て，どちらがより M 型かを判断すればよい．

⭐ 今後何に注意するか？─知識と実践

- やたら変な QRS 波形なわりに，どんなことに注意すればよいのかを断言でないのも，この「脚ブロック」の特徴だ．というのも，健常者でもこのような脚ブロックは結構いるからである．
- このように割り切ろう．心電図だけでは何もいえない．患者の訴えや心臓超音波検査の結果で今後の対処を決めよう！

I モニター心電図ってなに？

II モニター心電図を読んでみよう

III 12誘導心電図ってなに？

IV 12誘導心電図を読んでみよう

V 心電図プロになるアイテム集

- それではどうも納得いかない，という人のために.
  - **右脚ブロック：ほとんど健常．おそらく年齢で生じた害のないもの.**
  - **左脚ブロック：なんらかの基礎心疾患（心筋梗塞，心筋症）が隠れていることがある．特に今までなかった左脚ブロックが新たに生じたときは要注意.**
- 左脚ブロックを見たときには，心臓超音波検査の所見を確認しよう.

 まとめ

❶ 第Ⅰ，Ⅱ誘導をしっかり，V_1〜V_5誘導を連続的に，見る.

❷ 正常かどうかをチェックするという態度が重要.

❸ 正常でないと判断したときは，次の3つのどれかである.

  a）異常Q波がある

    →第Ⅰ，Ⅱ誘導に幅1 mm以上のQ波がある，あるいは胸部誘導のR波はV_1〜V_5誘導へと連続的に大きくなっていない

    →それは「異常Q波」があるためだ

  b）QRS波が大きすぎる

    →V_5誘導のR波は26 mmを超えている

    →超えていれば「高電位差」，

    →さらにST-T異常があれば「左室肥大」

  c）QRS幅が広すぎる

    →第Ⅱ誘導のQRS幅は3 mmを超えている

    →超えていれば「脚ブロック」，

    →M型QRS波形がV_1誘導なら「右脚ブロック」，

    →M型QRS波形がV_6誘導なら「左脚ブロック」

❹ これらの所見で病棟業務上，最も重要なのは「異常Q波」である.
心不全や不整脈の発生に気をつけよう.

C 異常な ST 部分をチェックしよう！

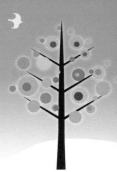

| Case 01 | 一部の誘導で ST 部分が上昇している！ |

患者が胸痛を訴えて来院した
12 誘導心電図では ST 部分が上昇している…

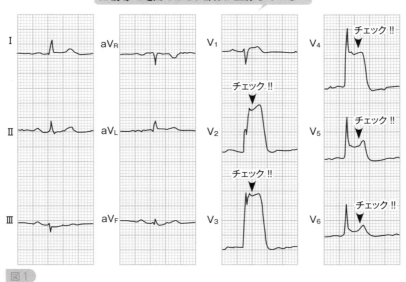

図 1

⭐12 誘導心電図の特徴

> ➡ 症状のある患者では，まず ST 部分を見る．一部の誘導で ST 部分が
> 上昇していたら緊急事態だ（「症状のある」，「一部の誘導で」という
> 2 つのポイントがミソ）．まず，急性心筋梗塞！ 主治医や専門医に
> 連絡を！

- 症状があり，V_1～V_5 誘導で ST が上昇している．
- 症状を伴う ST 部分の上昇は，「今まさに心臓の筋肉が死にかかって
  いる」ということを意味している．V_1～V_5 誘導は心臓の前方と側方
  から見た誘導である．したがって，心臓の前側壁の急性心筋梗塞だ．
- 側方から見ているのは，第Ⅰ誘導，aVL 誘導もそうである．よく見
  るとやはり，ST 部分が少しだけだが上昇している．やはり，前壁と
  側壁の急性心筋梗塞に間違いない．

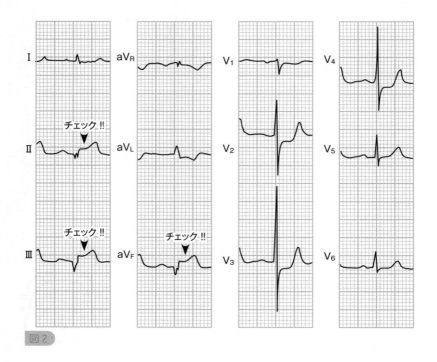

図2

118

- このように症状のあるときは，少しの ST 部分の変化も見逃さないように！　図2に下壁の急性心筋梗塞の心電図を示す．Ⅱ，Ⅲ，aVF 誘導で ST 部分が上昇していることがわかる．

Point

症状のある患者では，少しの ST 上昇も見逃さない．aVR 誘導（この方向は心臓はない）以外はすべてよく見ること！　ST 部分が少しでも上昇していたら，それはその誘導から見た心筋が今まさに死に行くということ！

- ST 部分の上昇と下降が両方あったら？：ST 部分の上昇と下降を比べると，上昇のほうが心筋虚血の程度がきわめて強い．だから ST 部分の上昇を重要視しよう．他の誘導で ST 部分が低下していようがいまいが，基本的に心筋梗塞が今まさに起きていることに違いはない．

Point

ST 上昇と ST 低下では，ST 上昇がずっと重要！

⭐ 今後何に注意するか？―知識と実践

- 広範囲の急性心筋梗塞と考え，対処する．緊急事態！
- 必要なことは，まず主治医や専門医に連絡をとること！
- そのうえで，
  ①静脈路の確保（血算，トロポニンを含む生化学検査も忘れずに！）
  ②酸素投与
  ③診察による心不全のチェックを行いつつ，可及的速やかに
  ④緊急冠動脈造影，経皮的冠動脈インターベンションを行うことだ．
- まごまごしていると，どんどん心筋が死んでいく．何よりも心筋の虚血を解除し，今まさに死に行く心筋を救済することが重要だ．
- 心不全や不整脈（特に心室頻拍，心室細動）の発症に十分注意する．

119

Step up **プロになるために**

■症状を伴う ST 上昇は，いつも急性心筋梗塞？

● ST 部分の上昇は「心筋に強いダメージが生じている」ということなので，必ずしもすべて急性心筋梗塞とは限らない．ウイルスによる急性心筋炎，あるいは冠動脈が収縮して生じる冠攣縮性狭心症などでも ST 部分は上昇する．冠攣縮性狭心症の場合は，ニトログリセリンの投与で速やかに改善する．改善しない場合は，いずれにせよ緊急冠動脈造影が必要なので，診断がつくまで急性心筋梗塞として対処すればよい．

■すべての誘導で ST 部分が上昇していたら？

● 急性心筋梗塞は，心臓を養っている冠動脈が閉塞して生じる．冠動脈は 3 本あるのですべて同時に閉塞することは考えにくく，通常壊死にいたるのは一部の心筋である．だからその方向から見ている誘導だけで ST 部分が上昇する．逆にすべての誘導で ST 部分が上昇していたら，急性心筋梗塞は考えにくい（もしそうであったら，全部の心筋が壊死しつつあることになってしまう）．すべての誘導で ST 部分が上昇していたら急性心膜炎である（☞ 123 頁）．

■症状のない ST 部分の上昇は？

● まったく症状がないにもかかわらず，ST 部分が上昇していることはよくある．健康診断の心電図などでしょっちゅう見かける．特に若い人に多く，$V_1 \sim V_3$ 誘導のことが多いが，ときにⅡ，Ⅲ，aVF 誘導のこともある．こういう人たちはいつ心電図を記録しても上がりっ放しで，なんら病気はない．心電図所見だけで見分けることは難しい．だから，「症状のある」がミソなのだ（図3）．

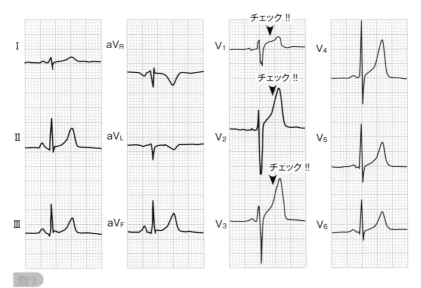

I
なに？ モニター心電図って

II
読んでみよう モニター心電図を

III
なに？ 12誘導心電図って

IV
読んでみよう 12誘導心電図を

V
アイテム集 心電図プロになる

図3

無症状の若年男性の心電図. V_1〜V_3 誘導の ST 部分の上昇があるが, 無症状であり, 特に心配は不要.

 Point

> ST 部分の上昇は, 患者の症状があるのとないのとで大違い！

■急性心筋梗塞では, その後心電図はどうなる？

- 理屈で順番に並べよう.

  ① ST 部分が上昇する（図4）.

  ②だんだんと心筋が死んでいくと, Q 波が生じる（図5）.

  ③死んでいくと ST 部分はもとに戻ってくるが, Q 波はますます深く
  なり異常 Q 波となる（図6）.

  ④その後 T 波が陰性になる（図7）.

- 図4〜7 は, 下壁梗塞の患者における II, III, aVF 誘導の心電図変化
  を経時的に並べた.

- これはあくまでも教科書的な流れであり, 冠動脈インターベンション
  が発達した現在では, あてはまらないことも多い.

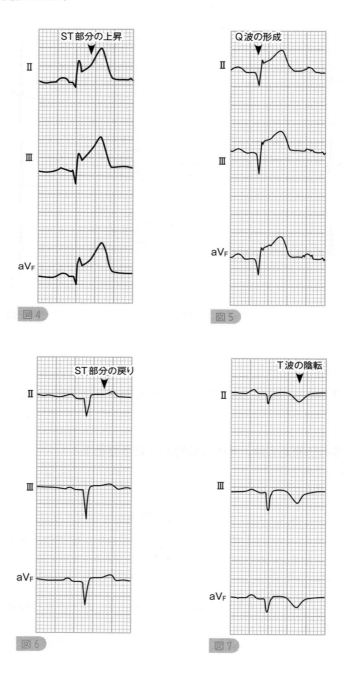

図4

図5

図6

図7

Case 02 全部の誘導で ST 部分が上昇している！

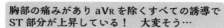

胸部の痛みがあり aVR を除くすべての誘導で
ST 部分が上昇している！　大変そう…

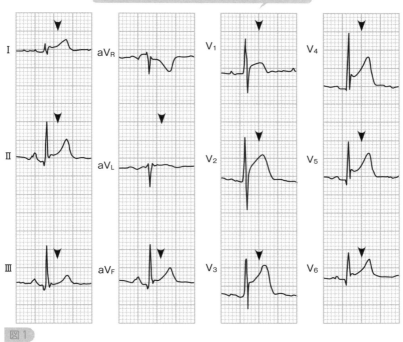

図1

★12 誘導心電図の特徴

→ aVR 誘導を除くすべての誘導で ST 部分が上昇していたら，急性心
筋梗塞より，急性心膜炎を考える．

• すべての誘導で ST 部分が上昇している割には，患者の症状は胸痛だ
けだ．もしこんなに広範囲で心筋が死んでいたら，こんなに軽症な感
じはしないはずだ．このように考えたくなるのが，「急性心膜炎」で
ある．

Ⅰ モニター心電図ってなに？

Ⅱ モニター心電図を読んでみよう

Ⅲ 12誘導心電図ってなに？

Ⅳ 12誘導心電図を読んでみよう

Ⅴ 心電図プロになるアイテム集

- 実は，急性心膜炎と急性心筋梗塞では症状も異なる．急性心膜炎の胸痛は，鋭い痛みで，吸気で増強する．急性心筋梗塞ではこんな特徴はない．

Point

症状のある ST 変化は，常に主治医や専門医に連絡を！

☆ 今後何に注意するか？─知識と実践

- ウイルスなどによる心膜の炎症であることがほとんどであり，様子観察で十分であるが，専門医にコンサルトしておく．何が原因かを調べておく必要がある．
- アスピリンなどの抗炎症薬を投与して，痛みがなくなり ST 部分がもとに戻るのを待つのが一般的である．

Step up　プロになるために

▌心膜なのに，どうして心電図が変わるの？

- 心膜は心臓を覆っている膜なので電気的に興奮するわけではない．なのにどうして ST 部分が変わるんだろう？　実は心膜だけが炎症を起こすなんてことはないのだ．心膜の近傍にある心筋にも炎症が及んでいるのである．つまり，心臓の外側にある心筋はすべてほんの少しだけどダメージを受けている．だからすべての誘導で ST 部分が上昇する．程度は軽いし，炎症はやがて治まる．だから心電図所見が華々しい割には様子観察でよい．

Case 03 ST 部分が低下している！

胸痛があって，心電図で ST 部分が低下している！

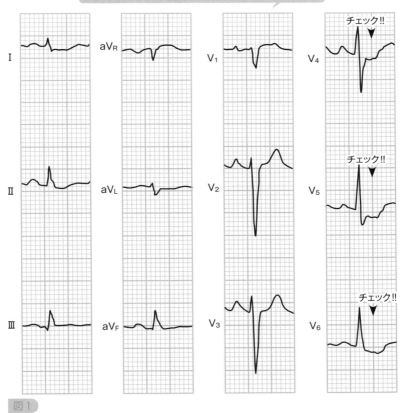

図1

⭐ 12 誘導心電図の特徴

→ 症状があって ST 部分が低下していたら，安定狭心症発作か，はたまた急性冠症候群（不安定狭心症/心筋梗塞）か？　いずれにせよ緊急事態だ．主治医や専門医に連絡を！

- 症状がある ST 低下は，ST 上昇ほどではないが，心筋に虚血が生じていることを表している.
- 心電図だけではこれ以上の判断はできない．病歴，胸痛の程度，持続時間，採血データなどにより，安定狭心症か，急性冠症候群かを判断する．つまり，病態として安定しているのか？（安定狭心症の発作），あるいは新たに何か生じているのか？（急性冠症候群）なのかを判断する必要がある.

βMemo

不安定狭心症と急性冠症候群

　狭心症とは一般的に，冠動脈が狭くなり心筋が酸素不足になって胸痛を生じるものをいう．この中には安定狭心症と不安定狭心症というまったくその対処が異なるものがある．このうち，不安定狭心症は，冠動脈内の動脈粥腫が破綻して生じるものと考えられ，すぐにでも急性心筋梗塞を発症しやすい狭心症である．大きく 3 つのタイプを呈するとされている.

①安静時狭心症：安静時もしくは軽度の活動で生じた狭心症

②新規発症狭心症：2 ヵ月以内に発症し，通常の日常活動で生じた狭心症

③悪化狭心症：以前の胸痛に比べ，明らかに頻度や程度が悪化したもの

　最近では，この不安定狭心症発作と ST が上昇しない心筋梗塞は，ほとんど区別がつかない病態であるとして，急性冠症候群（acute coronary syndrome：ACS）として呼ばれるようになっている.

⭐ 今後何に注意するか？──知識と実践

- 安定狭心症の発作なら，むしろ患者は落ち着いている．これまでと同様の活動で生じたことを患者自身が知っている．かつニトログリセリンの使用（ニトロペン® 舌下，あるいはミオコール® スプレー 1 噴霧）で数分以内によくなるだろう.

🐻 **Point**

> ST 低下：安定狭心症だったら，とりあえず安心かもしれないが…いつもそうとは限らない．

- 何もしていない安静時に胸痛が生じたり，今までよりずっと軽い活動で生じたなら，不安定狭心症である．ニトログリセリンの効果がなかったり，胸痛が 20 分以上持続したり，あるいは ST 部分の低下ひどくなったりしたら，すでに急性心筋梗塞にいたっている可能性もある．

🐻 **Point**

> ST 低下：急性冠症候群と思ったら，さらに急いで動け！

- このように急性冠症候群が疑われる場合には，
  ① 採血をしてトロポニンなどを測定する．
  ② 安静，亜硝酸薬（ニトログリセリンなど）の持続的投与，ヘパリンの投与．
  ③ 急性冠症候群と考えれば，緊急冠動脈造影を行う．

β**Memo**

ST が上昇しない急性心筋梗塞

　急性心筋梗塞はすべて ST 部分が上昇すると思ったら，大間違いである．心電図では，ST 部分が低下したり，T 波が陰性化するだけの急性心筋梗塞はざらにある．急性心筋梗塞の診断は心電図だけに頼ってはいけない．病歴，症状，心電図，採血データをすべて含んだうえで考える必要がある．生化学的な心筋マーカー（トロポニン，CK-MB など）の上昇があれば，ST 部分の上昇がなくても急性心筋梗塞であり，ST 非上昇型心筋梗塞と呼ばれている．

Step up **プロになるために**

症状のない ST 低下

- 症状を伴う ST 低下は心筋虚血であろう．しかし，ST 低下はあってもなんら症状のないことはきわめて多い．このようなとき何を考え，何をすべきなんだろう？

- このような ST 低下の原因を列挙してみよう．
  - ・健常者（中高年女性に多い）
  - ・ジギタリス服用者
  - ・電解質異常
  - ・心室肥大
  - ・脚ブロック

- この他，心房細動や上室頻拍でも ST 部分はなんら原因なく下降しうる．症状のない ST 低下を追求しすぎても益のないことが多い．

🕊 まとめ

　ST 部分は，すべての誘導で基線にあるかどうかをチェックする．

❶ 症状のあるとき（小さい ST 変化も見逃さず！）
  - ・一部の誘導で ST 上昇：急性心筋梗塞
  - ・全部の誘導で ST 上昇：急性心膜炎
  - ・ST 低下：安定狭心症発作か急性冠症候群，と考えて対処．
  - ・すべて主治医や専門医と緊密に連絡を取る必要あり！

❷ 症状のないとき：ST 上昇にも，ST 低下にも実にさまざまな原因があるばかりか，健常者かもしれない．心臓超音波検査や運動負荷心電図検査などで，心疾患の有無をゆっくり調べるより手立てがない．とりあえず，急いで何かしなければならないということもないし，何に注意したらよいのかさえわからない．ゆっくり構えよう．

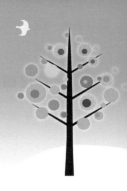

D T波, P波をチェックしよう!

Case 01 異常なT波をチェックしよう!

T波がQRS波と反対の方向に向いている!
異常だな… どういうことを考えればいいのだろう…

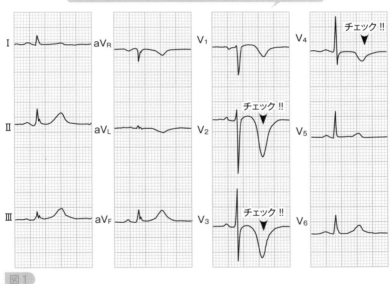

図1

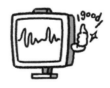

⭐ 12誘導心電図の特徴

→ 異常なT波は3種類
①大きすぎるT波，②小さすぎるT波，③ひっくり返った（陰性の）T波

- 実は「大きすぎるT波」には定義がない．これはあくまでも印象．
- 「小さすぎるT波」は，R波が10 mm以上ある誘導で，T波の高さがR波の1/10以下．
- 「陰性T波」は，QRS波が全体として上向きの（R波がQ波やS波よりも大きい）誘導で，T波が下向きのもの．
- この心電図では，V_2〜V_4誘導に「陰性T波」がある，ということになる．

⭐ 今後何に注意するか？─知識と実践

🐻 Point

異常T波だけでは何も語れない！

- せっかく定義を覚えてくれた人には申し訳ないが，異常T波は健常者から重篤な心疾患まで，ありとあらゆる場面で記録されてしまう．だから，T波が異常だから，何を考え，どういう対処をしましょうということはいえない．
- この心電図は，まったく無症状の高齢女性で記録された心電図である．さまざまな精査を行ったが，原因不明のまま自然に正常化した．つまり，陰性T波はあくまで「精査を要する」以外のことを教えてくれない．しかし，もし患者が胸痛を訴えていたら，STが上昇しないタイプの急性心筋梗塞を考えなくてはならなくなる．
- だからこそ，チェックする順序もQRS波やST部分より後回しでよいのである．T波は一見目立つが，この異常より，患者の訴えや他の

検査所見が重要！

Step up プロになるために

- それでも，という人のために異常 T 波をきたす病態を列挙しよう．いやになるかもしれませんが…

　①高すぎる T 波

　　→急性心筋梗塞，高 K 血症，正常者

　②低すぎる T 波（平低 T 波）

　　→低 K 血症，心膜液貯留，甲状腺機能低下症，薬剤，心室肥大，QT 延長症候群，正常者

　③陰性 T 波

　　→心筋虚血，心筋梗塞，心室肥大，心筋炎，心膜炎，中枢神経疾患，内分泌疾患，薬剤，心室内伝導障害，Brugada 症候群，中高年女性

- この中で気をつけたいことは，どのタイプの異常にも虚血性心疾患が含まれていることだ．

Point

症状を伴う T 波異常は，主治医や専門医に連絡を！　急性冠症候群の可能性がある！

巨大陰性 T 波とは？

- T 波を見て病気を推定することはできないといっても，あまりに大きな陰性 T 波を見ると，そう開き直ってよいのかどうか迷うかもしれない．このような 10 mm 以上ある深い陰性 T 波を「巨大陰性 T 波（giant negative T）」と呼んでいる．一般的には心尖部が肥大する心尖部肥大型心筋症に特異的と考えられている．しかし，たこつぼ型心筋症，中枢神経疾患，急性心筋梗塞回復期などにもこのような巨大陰性 T 波が見られる．図 2 に心尖部肥大型心筋症で見られた巨大陰性 T

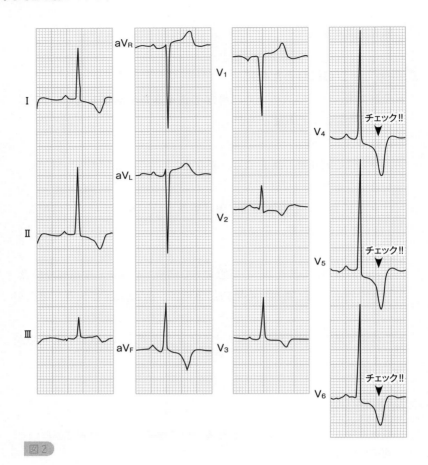

図 2

波を示した．この例では，V₅ 誘導の R 波が 37 mm と大きく，陰性
T 波があるので左室肥大（☞ 110 頁）と読める．さらに，巨大陰性
T 波があるので，心尖部肥大型心筋症だろうということになる．

Case 02 異常なP波をチェックしよう!

第Ⅱ誘導とV₁誘導のP波を見ればいいんだっけ?
第Ⅱ誘導のP波は幅が広いし,
V₁誘導の陰性部分も大きいようだ…

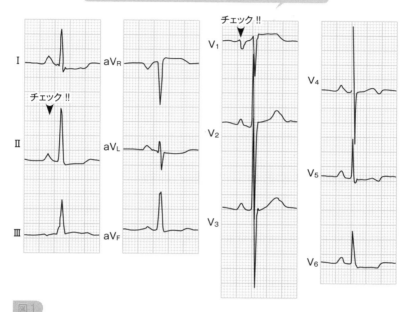

図1

⭐ 12誘導心電図の特徴

→ 正常P波は,
　　①第Ⅱ誘導で幅2.5 mm, 高さ2.5 mm以内
　　②V₁誘導で上向き2 mm以内, 下向きが大きいと感じない
これ以外は, 異常なP波

● この定義で「V₁誘導の下向きが大きくない」という定義は困ったものだ. 大体深さ1 mm以内, 幅1 mm以内と思っていれば確かだと思う.

- とすると，この心電図は異常P波だ．
- はたして，これ以上P波を深くチェックする必要があるだろうか？

 Point

異常P波はあることだけがわかればよい！　心房になんらかの異常が
あると判断できれば十分．

- P波の異常をつきつめても，病棟ではそれほど役立たない．P波を
しっかり認識し，正常かどうかがわかるだけでもう十分である．
- 図1では，その他の所見として，V$_5$，V$_6$誘導にST低下とT陰転を
認める（本例は肥大型心筋症であった）．

★ 今後何に注意するか？──知識と実践

Point

異常P波があれば，心房細動を起こしやすい．

- 異常P波は心房の異常である．病棟では心房細動の発生に注意して
おけばよい．
- あまりに異常だと考えたら，主治医や専門医に聞いてみよう．おそら
く，心房の異常をきたした基礎の病気について講義してくれるだろ
う．

Step up プロになるために
■さらに詳しく知りたい人のために
- 異常P波には，大きく3種類ある．
  ①肺性P波：第Ⅱ，Ⅲ，aV$_F$誘導のP波が2.5 mm以上あるもの．
  肺に病気がある（多くは肺気腫）場合に見られる．
  ②左心性P波（左房負荷）：V$_1$誘導の陰性部分が大きいもの．この
  とき，第Ⅱ誘導のP波は2.5 mm以上に延長していることが多い．

左房に負荷のかかる種々の疾患（心不全，心筋症，心筋梗塞，高血圧性心疾患など）で見られる．

③右心性P波：V₁誘導の上向き成分の高さが2mmを超えるもの．

右房に負荷のかかる種々の疾患（肺疾患に伴う肺高血圧，心房中隔欠損症など右心負荷を呈する先天性心疾患など）で見られる（図2）．

	肺性P	左心性P	右心性P
II			
V₁			

図2

🐋 まとめ

❶ T波とP波は，正常か異常かを判断できれば十分．

❷ これらの異常に気づいていると，ときに役立つポイント．
・症状を伴う異常T波：虚血性心疾患？
・異常P波：心房細動を発生するかも？

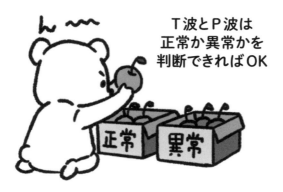

T波とP波は
正常か異常かを
判断できればOK

V

心電図プロになる
アイテム集

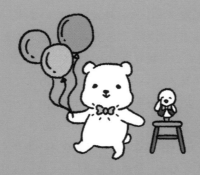

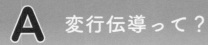 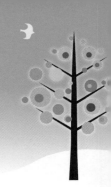

A 変行伝導って？

- 「モニター心電図にやっと慣れてきた」と思った頃，耳にする言葉があります．これが「変行伝導：aberration（アベレーション）」です．せっかくやっとわかってきたと思ったら，こんな言葉が出てきて「やっぱり難しい」なんて思ってしまいます．駆け出しの研修医が，モニター心電図プロのナースに実力試しされる質問も，多くはこの「変行伝導」に関したものです（答えがわかっているのに，いかにもわからないという雰囲気で質問されるので要注意です）．

- 「変行伝導」はわかってしまえば何のこともないのですが，理解するのにみんなちょっとは努力しているのです（私も含めてです）．逆にいえば，新人ナースも研修医もちょっと努力するだけで，先輩ナース，先輩医師に確実に認めてもらえる大きなチャンスです．おまけにこれがわかれば，自信がわいて「モニター心電図はちょっと得意」なんて気もしてきます．ここはちょっと辛抱して，この「変行伝導」を理解してみましょう．

- たとえ話から始めましょう．あなたは短距離ランナーです．毎日 200 メートルの短距離ダッシュの練習をしています．いつもは 200 メートルのダッシュをしたあとに 5 分休んでから，また 200 メートルのダッシュをするという繰り返しの練習をしています．ここでまだ走り終わって 1 分も休んでいないのに，突然あなたのコーチに「さー，すぐに立って，200 メートルダッシュ開始！」なんていわれたときのことを想像しましょう．きっと，途中 100 メートルくらいで失速しますね．3 分ぐらい休んでいたら，150 メートルくらいは全速力で走れるかもしれませんが，最後は失速してしまいます．

- 心臓を伝導する電気興奮もこれと同じです．決まった距離（洞結節から心室筋まで）を，決まった時間の休みをとりながら，心臓の中を走っているのです．毎日毎日，この繰り返しです．終点の心室（QRS 波）までたどり着けば，次の正常な洞調律（P 波）までは休み時間です．休んでいるときに突然 P 波が出現すれば（例：心房期外収縮），十分な休みをとっていないのに，また走り始めなければなりません．当然，途中で失速してしまいます．

> **Point**
>
> すべての心房期外収縮がそのまま正常のときと同じように心室に伝導するわけではない．きちんと伝わるには，一定時間の休みが必要．

- 電気興奮が走る道筋は心房から房室結節，ヒス束，右脚と左脚，そして心室でした．ほとんど休んでいないと（前の P 波からの休み時間が極端に短いと），房室結節あたりで失速して倒れてしまいます．そうするとそこで電気興奮は終了してしまいますから，心室までたどり着けず QRS 波は生じません．これが blocked（ブロックト：ブロックされた）PAC とか non-conducted（ノンコンダクティッド：伝導しない）PAC とかいうものです（図1）．
- 少し休んでいたら（前の P 波からの時間がちょっと長めなら），房室結節，ヒス束まではなんとかたどり着けますが，その先が困るのです．右脚は少し登り坂なのです．失速してしまいます．なんとか平地の左脚を走って，ようやく心室筋にたどり着き QRS 波をつくりま

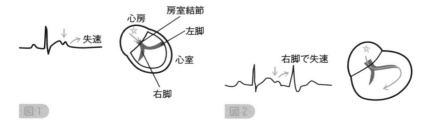

図1 　 図2

す．でも，できた QRS 波形は，右脚を通っていないので「右脚ブロック」の変な波形になってしまいます（図2）．

- もっと休んでいたらどうでしょう．いつもどおりには休んでいないけどある程度の休養はとれている（前の P 波からの時間は長め）ので，体力回復．いつもどおり，房室結節，ヒス束，右脚と左脚を走って，心室筋にたどり着きます．当然 QRS 波形は正常のときと同じです（図3）．

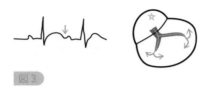

図 3

![Point]

心房期外収縮は心室に伝わらない場合，きちんと伝わる場合の他に，中途半端に（変な形で）伝わってしまう場合がある．

- ここまでのお話がわかりましたか？　この雰囲気がわかれば，あなたはもう「変行伝導」が理解できたのも同然です．
- 心房期外収縮が出現したとき（図4），
  ①あまりに P 波が早く出現すると心室に伝われない（blocked PAC）．
  ②もうちょっと遅く出現すると，心室にはなんとか伝わるが，右脚ブロックとなってしまう（QRS 幅は広くなり，その形も変形してしまう）．
  ③さらに遅く出現すると，正常の QRS 波形として伝導する．
- この②の現象を「変行伝導：aberration」というのです．行く道が変わってしまった伝導という意味ですね．

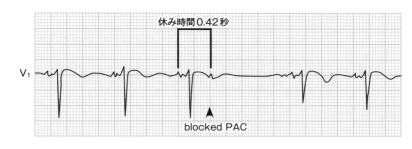

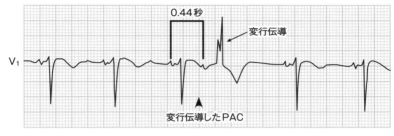

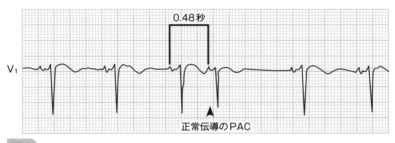

Point

早期に出現した心房期外収縮は，タイミングによって右脚や左脚を通れないことがある．その結果，QRS 幅が広がる＝変行伝導

● モニター心電図のところで，幅の広い QRS 波は「心室性」といいました．でも，これには例外があるわけですね．「心房性」でもこの変行伝導で QRS 幅が広がってしまう場合です．早期に出現した P 波があり，その後に幅の広い QRS 波がある場合，それは「心室性」では

ないのです.「変行伝導」のために QRS 幅が広くなってしまった「心房性」です（図4中段）. P 波がなんとかぎりぎり左脚だけを通って心室筋にたどり着いた結果なのですね. ほとんどの場合, 右脚のほうが通りにくいので, QRS 波形は右脚ブロック波形（V_1 誘導で M 型）になります. ここまでは覚えるのではなく, 雰囲気だけわかってください.

- では, 今度は逆に考えてみましょう. 幅の広い QRS 波形を見たとき, それが「心房性の変行伝導」なのか,「心室性」なのか, 判定しなくてはなりませんね.

- キーポイントはひとつです. その幅の広い QRS 波の前をしっかり見て, P 波があるかどうかをしっかり探すのです. 右脚ブロック波形なら, なおさら一所懸命探しましょう（右脚ブロックは変行伝導のことが多いので）. P 波はその前の T 波の上に重なっているかもしれません. T 波の形がいつものものと変わっていたら, そこには P 波があると考えましょう（図5）.

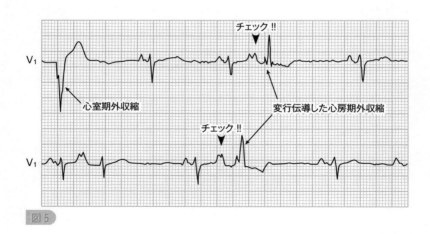

図5

Point

幅の広い QRS 波形の期外収縮では，先行する P 波があるかどうか
（その前の T 波が変形していないかどうか）を見つけてみよう！
　①P 波があれば→心房期外収縮で変行伝導（このとき，多くは右脚
　ブロック波形の QRS 波）
　②P 波がなければ→心室期外収縮

- これでもうあなたは，実地で「変行伝導」の判定ができるはずです．
あとはチャレンジのみ！　頑張ってください．

Step up　プロになるために

- 変行伝導はほとんど「右脚ブロック」と思っていてよいのですが，患
者によっては「左脚ブロック」となることもあります．要は幅の広い
QRS 波形を見たら，その前に P 波があるかどうかは念のためしっか
り見ておく習慣が必要です．
- どうしても P 波の有無に自信がない，あるいは心房細動や頻拍で，
とてもではないが P 波なんてわかりようがない，というときのため
に奥の手を！　12 誘導心電図があれば，QRS 波形の形だけで変行伝
導かどうかを類推できます．できるだけ記録するようにしましょう．
① QRS 波形が右脚ブロックなら，V₆ 誘導の R 波と S 波を比べる．
　　→R 波のほうが大きければ変行伝導，S 波のほうが深ければ心
　　室性
② QRS 波形が左脚ブロックなら，V₁ 誘導で QRS 波の始まりから
　S 波の谷までを見る．
　　→2 mm 未満なら変行伝導，2 mm 以上なら心室性
（なんだかマジックみたいですが，難しく考えずに一度試してくださ
い）
（図 6〜8）

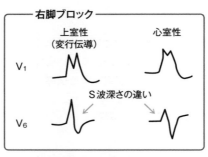

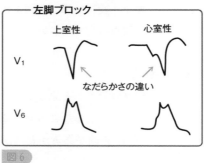

図6

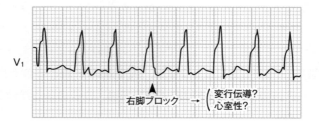

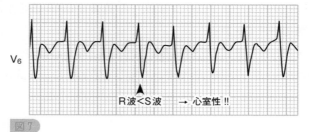

図7

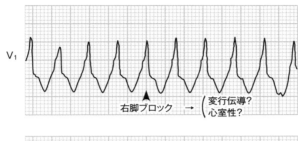

V₁

右脚ブロック → (変行伝導?
              心室性?

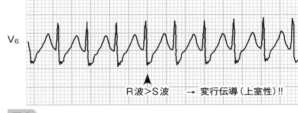

V₆

R波＞S波　→　変行伝導（上室性）!!

図 8

- ここまで読めた人はもう完璧です．幅の広い QRS 波を見たら，
  ① 先行する P 波を一所懸命探す．
  ② 12 誘導心電図の QRS 波形を見る．
  という 2 つの手段で「変行伝導」かどうか判断できるわけです．

- 当然，「心房性」か「心室性」かがわかるので，対処の仕方も変わっ
  てくるでしょう．

■でも，最後に…

- 本当に「心房性の変行伝導」か「心室性」なのか迷ったら現場では悪
  いほう，つまり「心室性」と思って対処してください．軽症を重症と
  思っても大きな損はありませんが，重症を軽症と思い違えると結果は
  取り返しがつきません．自信過剰にろくなことはありません．読める
  ようになっても謙虚な気持ちは忘れずに！

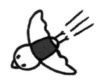

B 変化していそうで実は変化していない心電図
―移行帯を知っておこう！

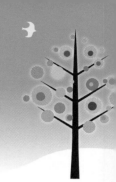

- 病棟では「以前の心電図と現在の心電図を比較する」という作業を日夜行っていますね．外来通院中の患者が緊急入院したとき，あるいは入院中の患者のリハビリテーション前後など，その例をあげればきりがないほどです．まじめなナース，研修医であればあるほど見逃しのないように注意してチェックしていると思います．

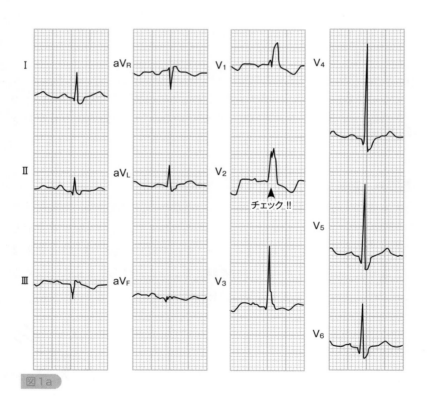

図1a

- これまで心電図を比較していて，あれって思ったことはありませんか？　ここでひとつの例を出してみましょう．図1の患者は急性心筋炎回復期の方で，食事の前後で心電図を記録しました．カーボンローデ電極は貼ったままですので，まったく同一の記録部位です．図1aは食前の心電図です．第II誘導にQ波があり，右脚ブロックの心電図となっています．図1bは食後の心電図です．

- V₂誘導のQRS波形を両者で比べてみましょう．「あれっ，おかしいな？」って思ったでしょう．「食事をしただけでこんなにQRS波形が大きく変わってしまって大丈夫だろうか？　何か悪いことが心臓に起きているのではないだろうか？」

- 残念ながらというか，患者にとっては幸せなことに，この両者の心電図は基本的に変化していません．図1aのV₃誘導のQRS波形と図1bのV₂誘導のQRS波形を比べてみましょう．驚くほど似ていますね．そうすると単純に記録部位が違っているのではないかと思ってし

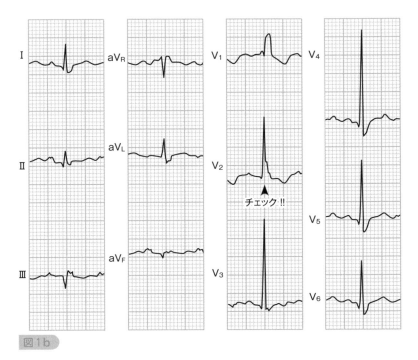

図1b

まいますが，記録部位はまったく同じなのです．

心電図を比較するときに知っておけばよいことが2つあります．
　①皮膚につける位置は同じでも，心臓との関係は同じとは限らない
　②このちょっとした関係の違いは移行帯で現れやすい．

- このままでは理解しにくいかもしれないので，少し説明します．心臓の位置は常に一定ではありません．深呼吸をすれば心臓の位置は上下に動きます．食事をして満腹になったら少し横隔膜が上がって位置が変わるかもしれません．だから，電極の位置がまったく同じでも心臓にとってみれば微妙にずれている可能性があります．たしかにこのずれは微妙なので，大概の場合は心電図の波形が異なるほどにはならないでしょう．唯一の例外を除いては．

- この例外が移行帯です．胸部誘導では，V_1 誘導から V_5 誘導にかけて徐々に小さい R 波が大きくなります．逆に大きな S 波は徐々に小さくなります．多くの場合，$V_2 \sim V_3$ 誘導あたりで R 波の高さと S 波の深さは同じぐらいになりますが，このような RS 波が記録される部位を「移行帯」といいます．この移行帯では，ちょっとした位置の違いで R 波が大きくなったり，S 波が大きくなったりするのです．
図2は健常者で記録された V_2，V_3 誘導の心電図です．R 波の高さや S 波の高さは記録する日時によって微妙に異なっています．ちなみにその他の誘導では，QRS 波形はまったく同一でした．

- 「移行帯の QRS 波形は，ちょっとしたことで変わってしまうことがある」このことは覚えておいて損はありません．

- 実際はじめにお見せした心電図でも，V_2，V_3 誘導以外の QRS 波形はまったく同一ですね．移行帯ではひとつひとつの誘導それぞれを厳格に比較するのではなく，移行帯の部分全体同士を比較するというつもりでのぞみましょう．移行帯以外では，それぞれの誘導同士を比較することがよいことは言うまでもありません．「移行帯」という用語

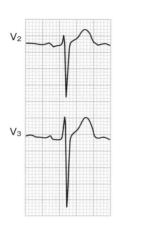

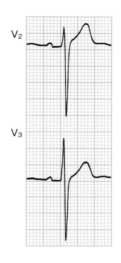

図2

自身が有用なことはあまりありませんが，この概念を知っていると心電図を比較するとき，無用な心配をすることが少なくなります.

Point

移行帯での QRS 波形変化は，幅をもってとらえよう！

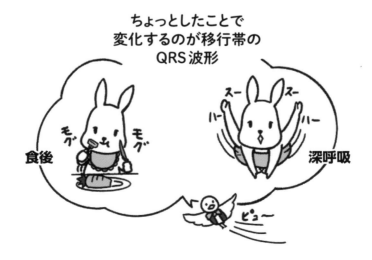

ちょっとしたことで
変化するのが移行帯の
QRS 波形

食後　　　　　　　　　深呼吸

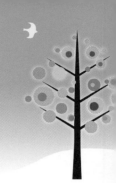

C WPW 症候群って？

- WPW 症候群というと，難しい病気のように聞こえますね．Wolff, Parkinson, White という 3 人の医師によりはじめて報告された心電図異常で，正確には Wolff-Parkinson-White 症候群といいます．WPW 症候群はその頭文字をとった略称です．

- 循環器内科以外では，めったにお目にかからないかもしれません．しかし一般人 1,000 人を集めると，その中にこの WPW 症候群は必ず 2, 3 人はいるので，そのうちあなたもやがて出会うと思います．これは生まれつきもった心電図異常です．

- 正常者では，心房と心室は 1 つの電気通路（房室結節，ヒス束，右脚と左脚）でつながっていましたね．だから心房（P 波）から心室（QRS 波）までにたどり着くのに一定の時間（PQ 時間：0.12〜0.20 秒）がかかります．この時間の間に心房の血液が心室へと送り出されています．血液を受けて拡張した心室は，右脚と左脚を使って一気に興奮するので QRS 時間は短くなっています（0.12 秒以内）．これが正常の P 波，QRS 波の関係でした（☞ 18 頁）．

- WPW 症候群では，この正常な 1 本の電気通路以外に，もう 1 本余計な電気通路を生まれつきもっているのです．副伝導路とか Kent 束（Kent 医師が報告したため）とかいう名前がついています（図 1）．この余計な電気通路はすごく速く電気興奮を伝導させます．そうすると，心臓の電気興奮のパターンはまったく変わってしまいますね．心電図にその変化がすぐ現れてしまうので，心電図 1 枚で「あ，この人は WPW 症候群だ」とわかってしまいます．

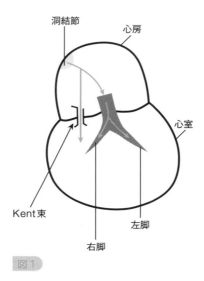

洞結節　心房
心室
Kent束
右脚
左脚

図1

● どのような心電図になるのでしょう？（図2）　意外と簡単なので一緒に考えて見ましょう．心房が興奮すると（P波），その興奮は副伝導路を通ってすぐに心室（QRS波）にたどり着いてしまいます．だからPQ時間は異常に短くなります（0.12秒以内）．さらに心室にたどり着いた電気興奮は右脚や左脚とまったく関係がないので，端から端へとじわっと広がるしかありません．結果としてQRS時間がうんと長くなってしまいます．おまけにといってはなんですが，QRS波の始まりにも特徴がでます．じわっと電気興奮が伝わっているので，V4，V5誘導を見るとR波の立ち上がりがゆるやかになってしまいます（正常者では一気に電気興奮が伝わるのでいつも急峻です．比べてみましょう）．このゆるやかな立ち上がりをデルタ波（Δ波と書きます．なんとなく雰囲気が伝わりますね）と呼んでいます．

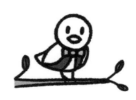

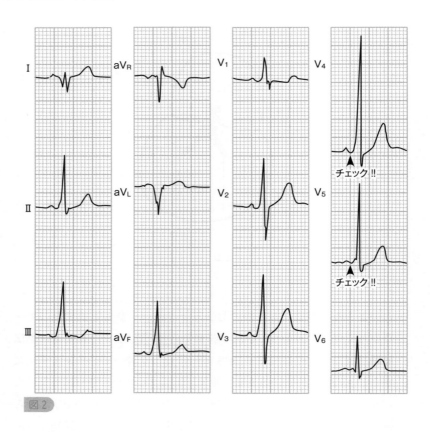

 図 2

🐻💡 Point

余計な副伝導路をもつ WPW 症候群では，
① PQ 時間の短縮（3 mm 以内）
② QRS 幅の増大（2.5 mm 以上）
③ V₅ 誘導のデルタ波が見られる

- 心電図を見て，PQ 時間が短くて QRS 幅が広いときには（これは，いつもどおりのチェックをしていると気づきますね），V₅ 誘導の QRS 波を見てみましょう．ゆるやかな立ち上がりだったら WPW 症候群です．
- では WPW 症候群は，いわゆる「病気」なのでしょうか？ 必ずし

もそうではありません．これはあくまで「心電図異常」です．このような心電図異常をもつ人の 10〜20％に持続する不整脈（上室頻拍，心房細動）が出現しますが，その他の人はなんのデメリットもありません．不整脈をもっているのか，もっていないのか，これは通常の心電図ではわかりませんね．

 Point

WPW 症候群では，動悸の既往を聞いておく．
　①何もなければ放置
　②かつて症状があれば不整脈発生に注意

WPW症候群は
病気じゃない！

↓

なので
何も症状が
なければ…

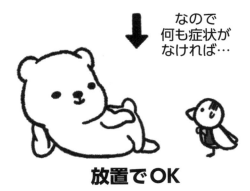

放置でOK

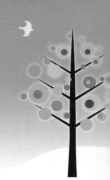

D Brugada 症候群って？

- WPW 症候群と同じように，発見した Brugada 博士の名前をとった病気です．特徴的な心電図異常をもつことが知られていますが，その歴史は結構浅く，1990 年代になりはじめてその存在が知られました．その昔，原因不明の突然死を「ポックリ病」と呼んでいましたが，その原因の一部にこの Brugada 症候群があると考えられるようになっています．

- Brugada 博士の発見の経過はこうです．いわゆる「ポックリ病」，原因不明で突然死した患者の生前の 12 誘導心電図を集めて調査すると，その一部に特徴的な心電図所見が共通して見られていた，というものでした．

- そのような 12 誘導心電図の特徴をお見せしましょう．胸部誘導 V_1〜V_3 誘導の QRS 波，ST 部分が特徴的ですね．一般的には「右脚ブロック型＋ST 上昇」というようにいわれていますが，必ずしも完全な右脚ブロック波形でなくてもよく，右脚ブロックに似ているぐらいでよいとされています．V_1，V_2 誘導で，rSr′ 型で同時に ST 上昇が見られるものです（図 1）．

- では，このような心電図をもった人は，やがてみんな突然死してしまうのでしょうか？　実はそんなことはありません．このような「右脚ブロック型＋ST 上昇」の心電図は，健康診断の心電図でも見ることがあり，そのほとんどは突然死とは無縁の方々です．だから，このタイプの心電図異常＝Brugada 症候群ではありません．

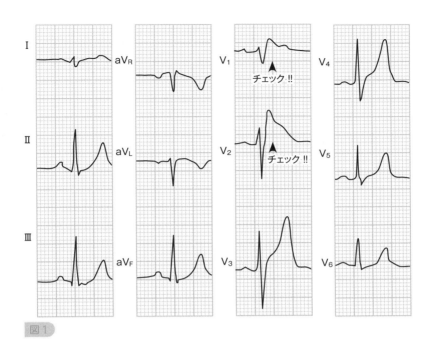

図1

- Brugada 症候群は，このような心電図異常をもっていて，かつ失神の既往があったり，蘇生処置により救命された既往があったり，突然死の家族歴をもつ患者のことをいいます．このような方の突然死の原因は，心室細動であることもわかっていて，植込み型除細動器を使った治療がなされています．

- 一方，なんの既往もないが，心電図が Brugada 症候群に似ているという方は「Brugada 症候群様心電図」として区別されています．これだけでは病気とは限らないことを覚えておいてください．この人たちをどのように取り扱うべきなのかについては，現在も意見の一致をみておらず，精力的に研究されています．

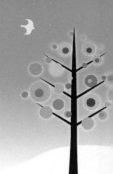

E　QT 延長症候群って？

- 「QT 延長症候群」はその言葉どおり，心電図上 QT 時間（Q 波のはじまりから T 波の終わりまでの時間）が延長しているものをいいます．この用語だけでは，その重要性はすぐに感じられないかもしれませんね．しかし，この病気は Brugada 症候群と同じように突然死する可能性がある病気です．その存在を知っておいて損はありません．

- QT 延長症候群には，生まれつきもっている先天性のものと後天性のものがあります．先天性の QT 延長症候群は珍しいのですが，いわゆる「ポックリ病」のひとつの原因です．後天性のものはもともと QT 時間は正常であったのに，なんらかの原因（心臓疾患，薬物など）によって QT 時間が延長するものです．この後天性の QT 延長症候群，特に薬物によるものが近年特に問題となっています．

- QT 時間が延長しただけでどうして突然死してしまうことがあるのでしょう．図1，図2にその例を見せます．ある薬物の投与を開始されて数日後失神したということで緊急入院となった患者のものです．T 波の形がなんとなく変で間延びしているように感じませんか？　この患者のモニター心電図では，その下にあるような不整脈が観察されました．さまざまの QRS 波形を示す心室頻拍で非常に危険なものです．患者はめまいを訴えただけですが，これはこの心室頻拍が自然に停止したためです．停止しなければ突然死をきたしてしまう可能性がありました．

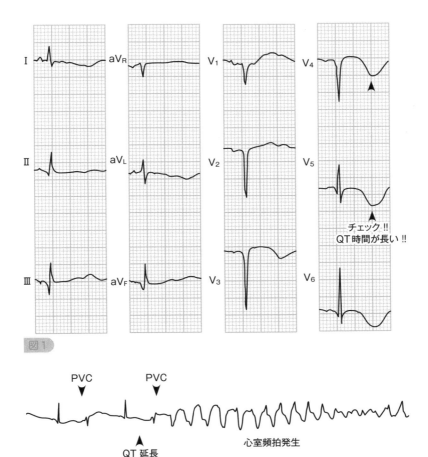

図1

図2

Point

QT 時間が延長すると心室頻拍を起こしてしまうことがある．このような QT 延長症候群の心室頻拍は，トルサードポアン（torsades de pointes）という特殊な用語が用いられている．

● torsades de pointes は「尖ったものがねじれる」という意味のフランス語です．QRS 波の尖った部分が上になったり，下になったりねじれているように見えるからです．

● では，QT 時間がどの程度延長したら，このような危険性があるのでしょう．一般的には，500 ms（12.5 mm）を超えると torsades de pointes の発生する可能性が高くなると考えられています．また，高齢者や女性に見られやすいことも知られています．非常に困ったことに，多数の薬物がこのような QT 延長をきたす可能性があることも知られているのです．

Point

> さまざまな薬物が，QT 延長をきたす可能性がある．

● 最近では，高齢者がたくさんの薬物を併用して服用されている例が多いと思います．また，入院中に薬物が追加投与され，さらに多剤になってしまうことが結構あります．つまり，いつでも，誰でもこのような後天性 QT 延長症候群に出会う可能性があります．以前の心電図と比べて，T 波がだらっと間延びしているなと感じたら，QT 時間を計ってみてください．Q 波の始まりから T 波の終わりまでが，12.5 mm を超えていたら専門医や主治医に相談しておきましょう．あなたが 1 例の突然死を救ってあげられるかもしれません．

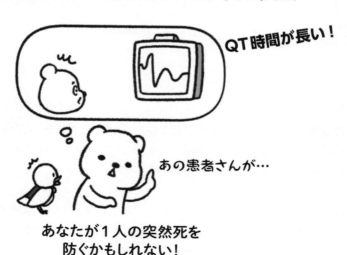

QT時間が長い！

あの患者さんが…

あなたが1人の突然死を
防ぐかもしれない！

F 不整脈エビデンス①
──心室期外収縮を見たらどうする？

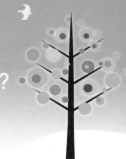

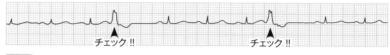

チェック!!   チェック!!

図1

- たくさんのモニター心電図や12誘導心電図を見てその経験を積んでも，なかなか「心電図を読める」という自信がない人に出会うことがあります．話を聞いてみると彼らの心電図を見る実力は相当なものです．では，どうして自信がつかないのでしょう．

- 「心電図を見て診断らしきものはできるが，その先のことがわかっていない」ということがその原因であることがよくあります．そこで，このページからは3種類の不整脈（心室期外収縮，心房細動，心室頻拍・細動）の治療について，現在どのようなことがわかっているのかを紹介しましょう．どのような治療があり，その結果患者はどうなるのか？　というエビデンス（証拠）を知っていることは，「心電図が読める」という力をより発揮させてくれます．

- 心室期外収縮（PVC）は日常最もよく見られる不整脈ですね．モニター心電図をつけていると必ずといってよいほど出会うはずです．このPVCの治療について，現在どのようなことがわかっているのかをまずここでは紹介しましょう．

- 「心筋梗塞でPVCの多い人はその後の死亡率が高い」ということは古くから知られていました．単純に考えればPVCを薬物で減少できれば，死亡率も下がりそうです．このような考え方で，かつては

PVC に対しては抗不整脈薬の投与を行って PVC が出現しないようにするということが普通に行われていました.

- しかし，この治療法はあくまで医師がよかれと思ってやっている治療にすぎません．はたして，このような治療が本当に患者の将来にとってよい治療なのか？　検討する必要がありますね．1990 年頃に欧米でこのようなことを確かめる大規模の臨床試験がなされたのです.

- 古い心筋梗塞をもつ患者を対象として，無作為にある種の抗不整脈薬を投与する群と偽薬を投与する群に振り分け，その後の死亡率を約 10ヵ月間観察しました．結果は，予想外に抗不整脈薬を投与された群のほうで死亡率が高かったという結果でした．不整脈死亡ですら，抗不整脈薬を投与されていた群のほうがむしろ高かったのです．この臨床試験の結果，PVC を減少させるために安易に抗不整脈薬を投与することは，かえって患者が死亡する危険性を増加させるだけであるということがわかり，治療方針が大きく変革されることになったのです（図 2）.

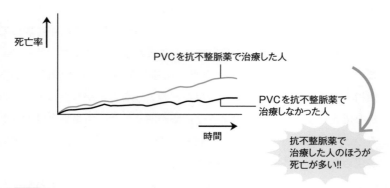

図 2

- では，心筋梗塞以外ではどうでしょうか？　少なくとも，抗不整脈薬によって PVC を減少させることが患者の生命を延ばすという可能性は，今までのところまったくその証拠がありません．少しわかりにくいのですが，心筋梗塞や心筋症で PVC をもっていることは，その患者の生命予後が悪いことを反映しています．PVC はその指標です.

しかし，この指標を薬物によって一見よくしたところで，患者自身の生命予後がよくなるわけではないのです．

Point

PVC は患者の生命予後の指標．しかし，指標だけをよくしても患者はよくならない！

- では，健常者ではどうでしょう．古いデータになりますが，基礎心疾患がなく突然死の家族歴もない健常者では，PVC 数が多くても，連発があっても，また R on T 型があったとしても，その生命予後は良好である（つまり，これらをもたない健常者と比較して変わりがない）ことがわかっています．やはり，PVC を薬物で減少させることはよいことであるという証拠はまったくないことに違いはありません．
- モニター心電図で PVC が多発していても「すぐ治療しましょう」ということにはならない時代です．心疾患がなければ放置していて構いません．心疾患がある場合でも，その背景に思いを馳せることが重要なのです．PVC は治療するものではなく，なんらかのサインであるかもしれないと思って対処しましょう．

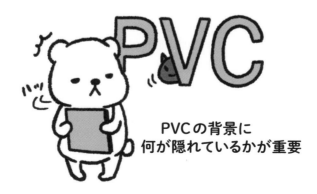

PVCの背景に
何が隠れているかが重要

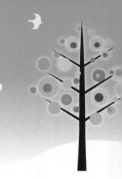

G 不整脈エビデンス②
―心房細動を見たらどうする？

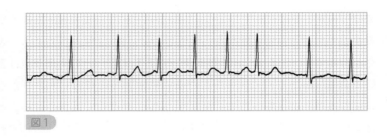

図1

- 病棟では，心房細動（AF）は PVC の次によく見かける不整脈ですね．心房細動が起きたからといって，それ自身ですぐに患者がどうなるというわけではありません．では，心房細動に対してどうすべきなのか，現状ではどのようなエビデンスが知られているのでしょう．

- AF が PVC とまったく異なる点は，AF には確実にそれ自身のデメリットがあるという点です．具体的には 3 つのデメリットがあります．

  ①自覚症状を伴うこと．

  ② AF による頻脈で心不全になりうること．

  ③心房にできる血栓が飛べば，重症の脳梗塞を起こしうること．

- それならば，AF を可能な限りその治療と予防を行い，正常な調律（洞調律）にすることが正しい医療行為であろうと誰もが考えると思います．

- 1990 年代後半より欧米で，このような考え方が正しいかどうかを実際に確かめる大規模な臨床試験がなされました．心房細動の患者を集め，無作為に，①電気的除細動や抗不整脈薬を使って正常洞調律に維

持しようとする群，②心房細動自身は受容し（あきらめ），心拍数を調節しながら脳梗塞予防を行う群に振り分け，その後の経過観察を行ったのです．もともとの考え方が正しいのならば，正常洞調律に維持しようとする群のほうが，症状が少なく，心不全も少なく，また脳梗塞の発症も少なく，これらの結果として死亡率も少ないはずです．

しかし，これも驚くことに，約5年間の経過観察では2つの群の間になんらの差はなかったのです．それよりむしろ，洞調律維持をしようとした群のほうで若干死亡率が高く，脳梗塞の発症も多い傾向にあるという予想外の結果でした．

- 少し，PVC のエビデンスと似ているような感じがしますね．でも少し違うのです．PVC ではむしろ安易に治療をするなというエビデンスでした．AF では，必ずしも正常洞調律に戻すことだけが治療ではない（なんらかの治療は必要），というエビデンスなのです．このエビデンスを得た現在，心房細動を発症した患者ではまず脳梗塞の予防を考え，その次に AF を正常にする必要があるのか？ あるいはただ心拍数を下げればよいのか？ 個々の患者においてじっくり考えようという風潮にあります．AF を見て，ただあわててすぐに洞調律に戻そうとする治療は決して正しい医療行為とは限らないのです．

- このようなエビデンスを聞くと，「あわてないでよいことはわかったけれど，結局どうしたらよいのかわからない」と考えてしまうかもしれません．しかし，これが現実なのです．専門家でもどのようにすべきなのか迷う患者はたくさんいます．

- AF を見たら，①脳梗塞予防をしっかり行う（多くの場合，抗凝固薬やヘパリンが用いられます），②心拍数を適切に調節する（ジギタリス，β遮断薬，Ca 拮抗薬などが用いられます）ことがまず重要であり，あわてて正常洞調律に戻そうとする医療行為にはなんらか別の理由（症状が強い，AF が心不全の直接原因である，など）が必要になることは覚えておきましょう．

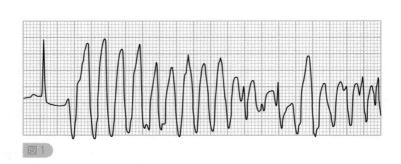

図1

- 心室頻拍が持続したり，心室細動が生じたりすれば，緊急事態です．患者の生命が脅かされているわけですから，反射的に行動し救命しなければなりません．このような努力の結果，患者が助かったとしましょう．「よかったですね」で終わらせるわけにはいきませんね．なんらかの治療をしなければ今度は退院してからまた同じようなことになってしまうかもしれません．では，どのように予防したらよいのか？　これまでのエビデンスを知っておく必要があります．

- しかし，この問題は心室期外収縮や心房細動と違ってそう単純ではありません．いくつか問題点を整理してみます．
　①薬物で予防する場合にどのような薬物がよいのか？
　②薬物と植込み型除細動器ではどちらがよいのか？
　③基礎にある心疾患によって違いがあるのか？
　④心機能（心収縮力の善し悪し）によって違いがあるのか？

- 残念ながら，今のところこれらすべてに答えるエビデンスは完全にはそろっていないのが現状です．そこでここではそのエッセンスだけを

述べてみましょう．

どんな薬物がよいのか？

- 日本にはたくさんの抗不整脈薬があります．これまで種々の抗不整脈薬を用いて，致命的な心室不整脈予防を目的とした大規模臨床試験がいくつかなされてきました．結論だけをいえば，有効である可能性が残されているのは唯一アミオダロン（アンカロン®）だけです．その他の抗不整脈薬はかえって患者の死亡率を高める可能性があるというエビデンスが集積しています．

薬物と植込み型除細動器では，どちらがよいのか？

- 有効である可能性をもつアミオダロンと植込み型除細動器の効果を無作為に比較した大規模臨床試験がなされています．その結果，患者全体で見ると植込み型除細動器を用いた群の死亡率が低いというエビデンスが得られています．このようなことから，心停止（血行動態の破綻した心室頻拍，心室細動）からの蘇生例では，まず植込み型除細動器を植込むことが通常の治療となっています．ただし，植込み除細動器で救命することはできても，たびたび機械が作動するのでは患者の苦痛は大変なものになります．そのような場合は薬物で予防をするということも必要だと考えられています．

- これまでのお話はすべて一度心室頻拍や心室細動で血行動態が破綻してしまったことのある患者の場合（二次予防）です．でも，できればそのような危険な事故を起こしてしまう前に，その可能性の高い患者をあらかじめ選別して予防的に治療できれば（一次予防）もっとよい医療になるはずです．

- これまで，不整脈治療に関する臨床的な証拠（エビデンス）についてお話ししてきました．最後に覚えていただきたいことがあります．それは「エビデンスはあくまで患者全体に関するものにすぎず，目の前にいるひとりの患者にあてはまるとは限らない」ということです．エビデンスをわきまえたうえで，その患者にあった治療を行うと

いう態度が重要です．近年はやりのエビデンスベースドメディシン（evidence-based medicine：EBM）には，3つの大きな柱があります．その柱のひとつが臨床的エビデンスですが，その他に患者の価値観，医療者の知識/技能があり，これらを統合しながらよい医療を提供しようという態度がEBMなのです．

 Point

臨床的エビデンス，医療者の知識/技能，患者の価値観は，どれもすべて重要！

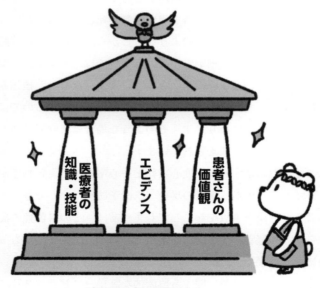

どれも大切な柱！

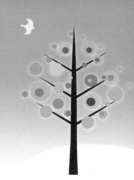

心電図の解釈を間違えること
─木を見て森を見ず！

- 心電図が読めるようになればなるほど，陥りやすい間違いがあります．それは，「木を見て森を見ず」という態度です．

- 心電図にはさまざまな限界があります．患者の一面を見ているにすぎないのですが，心電図に自信がつけばつくほどこの大事な点を忘れがちになります．多くの間違いは，「心電図異常」＝「病気」と考えてしまうことから発生します．どうしても「心電図美人」のほうがよかろうと思ってしまうのですね（心電図が正常になるように医療行動を起こす）．

- これまでのエビデンスを知れば何が正しい行為なのかがわかるはずです．私たちの目的は，「心電図を正常にする」ことではなく，「患者の生命や生活の質を向上させる」ことです．心電図をうまく使ってその目的を達成することなのです．

🐻 Point

ただ「心電図美人」をつくろうという態度は間違いである！

- 「心電図異常」＝「病気」でもなければ，「心電図正常」＝「健常」でもありません．ではどうすればよいのでしょう．やはり，患者自身をよく観察し，患者自身の言葉をよく聞くことなのです．そのうえで心電図を見るという態度が必要です．現場は患者のベッドにあるのであって，モニター心電図装置や12誘導心電図にはありません．

- 心電図が乱れたからすぐあわてたり，訴えがあるのに心電図が正常だ

からといってあまり相手にしない，という態度は心して慎むようにしましょう．逆にいえば，今心電図が読めなくても，患者の言葉を真摯に聞く態度や今後の可能性を真剣に考える態度があれば何も怖くありません．このような態度があれば，なんとか心電図を読んでその情報を使って患者をさらによくしてあげたいと思うでしょう．その出発点があなたの心電図を読む力を必ず向上させてくれます．

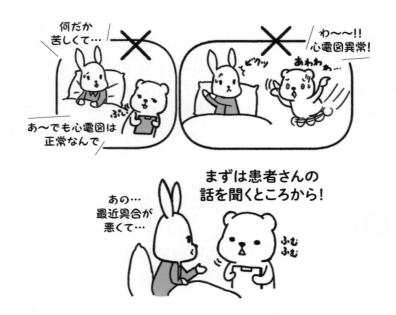

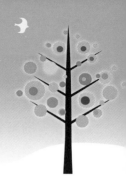

J　心電図プロになるコツ

● 本書は，病棟で忙しく働きながら心電図で困っているナースや研修医の人たちが少しでも短い時間でかつ実践的に成長してもらいたいという願いを込めて書きました．本書を締めくくるにあたって，最後に「心電図を読めるようになるコツ」をお教えしたいと思います．

> **Point**
>
> **心電図を読めるようになるコツ**
> →心電図を自分の力だけで読もうと思うな．自分がわかっていることでも，わかっていないことでも人の意見をまず謙虚に聞いてみよう．そのために，いつでも人に聞ける環境づくりをしよう．

● 読めるようになるコツというには，あまりにばかげているように聞こえるかもしれません．でもこれが上達する唯一のコツといって過言ではありません．いま「心電図が読める」という人は，筆者も含めみんなそうやって読めるようになっているのです．つまり，人に聞かない限り心電図を読める自信が永遠につかないということです．

● 「そうはいっても，人には聞きにくいし」なんて思っていませんか？ではなぜ人に聞きにくいのでしょう．「こんな初歩的なことを人に聞くのは恥ずかしい」，「聞こうと思っているんだけど相手が忙しそうだ」，「聞くつもりだったんだけど，そのうち忘れてしまった」，「周りの人が，心電図について他の人に質問していないのに」なんていろいろ言い訳してませんか？

■初歩的だと思うことこそ人に聞け！

- 「こんなこと当たり前だ」といわれてしまいそうなことを，人に聞くこと自体が恥ずかしいと思っている人は多いと思います．でも，一度勇気を出して心電図を手に，自分の疑問を周囲にぶつけてみましょう．その結果，あなたは驚くべき「事実」を知るはずです．

- わかっているように見える周囲の人たちの多くが，実はわかっていない！　自分と同じような疑問をもち続けている．

- そうなのです．みんな恥ずかしがって聞けないというフリーズ状態になっていることが多いのです．この時点で，勇気をもって尋ねたあなたにはすでに少しの自信らしきものがつくでしょう（周囲の人達と自分は同じなのだ）．ここで今度は気楽な気持ちで，心電図をわかっていそうな人にもう一度聞いてみるのです．きっとあなたの真剣さが自然に伝わり，懇切丁寧に教えてくれるはずです．ではもし，その人もわからなかったらどうなのでしょう．そのときはあなたの着眼点がものすごくすばらしいということを意味しています．これは賞賛ものです．

- 心電図を読めそうに見える人でも，実はわからないことが山ほどあります．ではなぜ，その人が心電図を読めると周囲は感じているのでしょう．それは，彼らが，「心電図の所見には数多く説明できないことがある」ということを知っているからです．医療を行ううえでどのようなレベルが必要なのかを知っているのです．彼らはこれまでに同じような質問を周囲に尋ね，誰もわからない部分があるということを知り，徐々に自信をつけてきたのです．周囲に尋ねることによってはじめて，どのぐらいのレベルが自分に求められるのかがわかるはずです．この「周囲に聞く」ということが心電図プロになる一歩です．

 Point

質問することによって，自分が求められているレベルがわかる！

■忙しい人に聞く必要はない！
誰でもよいから余裕のありそうな相手，時に尋ねよう！

- 今聞きたいんだけど相手は忙しそうだからと尻込みしていませんか？ここでよーく考えてみましょう．質問内容は緊急の質問なのか？　ほとんどの場合はそうではありませんね．あなたの疑問意識は緊急かもしれないけれど，医療としての緊急性は乏しいかもしれませんね．では，逆に緊急でない質問をあなたが忙しいときに聞かれたとき，余裕をもって答えられるでしょうか？　きっと，親切心はあっても答えは結論だけになってしまうかもしれませんね．あなたの疑問意識は貴重です．それをもっと有効に使いましょう．

- 理解するために聞くのですから，余裕のある人，余裕のある時間で十分なのです．正解を焦る必要もなければ，尋ねる相手は心電図プロである必要もありません．誰でもよいのです．尋ねた相手がわからなければ，その疑問は1人から2人へ，3人へと広がります．広がっているうちにその中の誰かが，心電図プロの余裕のあるときに答えを聞き出してくれるでしょう．プロは自分が余裕のあるときならば，いくらでも親切に説明してくれます（というか，説明したがっています）．そうして，あなたの疑問は病棟内全員の心電図を読む力を成長させてくれるはずです．そしてそのような疑問意識をもった出発点のあなたは，やがて賞賛されるはずです．

🐻 Point

質問相手は余裕のある人（誰でもよい），時を選べ！

■わからない疑問はメモするようにしよう！

- 「そのときは疑問に思ったんだけど，忙しくて聞きそびれているうちにその内容を忘れてしまった」なんてことはありませんか？　これはきわめて残念なことです．せっかくの成長の糧をあなたは逃してしまったのです．その疑問を人に聞いておけば，その答えがあるかない

かとは無関係にあなたは確実に少しステップアップできたでしょう.

- でも,重要な疑問であればあるほど,再びあなたには同じような出来事に出会う機会が必ずやってきます.今度は忘れないようにどこかにメモしておきましょう.メモしている限り,そのとき聞かなくてもあとからそのメモを見ながら人に聞くことができます.メモは重要です.どの患者のいつの心電図なのかもメモしておいたほうが,尋ねるときに便利ですよ.

 Point

重要な質問ほど忘れやすい.メモするべし!

■ あなたから環境づくりをしよう! コミュニケーションをとることはいつも重要!

- あなたの病棟はまだ質問しにくい環境だということもあるかもしれません.でもそれは,質問が病棟のレベルを上げるということにみんなが気づいていないだけなのです.まず,あなたの質問から始めましょう.そのことが病棟の医療レベルをあげることにつながることがわかった瞬間,病棟の雰囲気が必ず変わってきます.このことは心電図だけに限ったことではありません.病棟に勤務するものが共通の知識と情報をもって医療にあたることは,いつも重要です.

Point

まず,あなたから始めよう!

- 「わからないことを周囲に聞く」ということは,子供の頃から誰もが行っている人間の基本です.疑問を周囲に聞き続けていればそれは必ずあなたを成長させ,やがてついには周囲があなたに尋ねるようになります.これまでに心電図でたびたび苦労した経験をもつあなたは,自分の昔を思い出し親切丁寧に教えたくなるでしょう.そのときすで

にもう，あなたは心電図プロになっているのです.

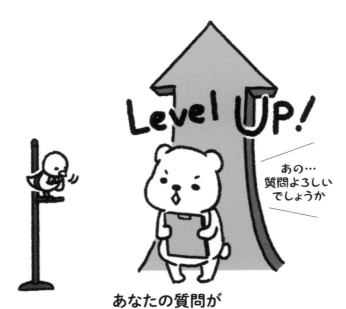

Level UP!

あの…
質問よろしい
でしょうか

あなたの質問が
職場全体のレベルを上げる!

索　引

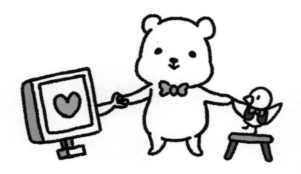

著者紹介

山下 武志（やました たけし）
（公財）心臓血管研究所 所長

1986 年	東京大学医学部卒業
	内科研修を経て
1989 年	東京大学医学部附属病院第二内科
1994 年	大阪大学医学部第二薬理学講座
1998 年	東京大学医学部附属病院循環器内科助手
2000 年	（財）心臓血管研究所
2011 年	（財）心臓血管研究所所長兼付属病院長
2014 年	（公財）心臓血管研究所所長・CVI ARO Chairman

日本心電学会第 10 回木村栄一賞，日本循環器学会 YIA 賞，世界心電学会 YIA 賞受賞

著書／訳書に
「ECG ブック—心電図センスを身につける」（MEDSi, 1998 年，共訳）
「ECG ケースファイル—心臓病の診療センスを身につける」（MEDSi, 2000 年，共著）
「心筋細胞の電気生理学—イオンチャネルから，心電図，不整脈へ」（MEDSi, 2002 年，著）
「心房細動に出会ったら」（メディカルサイエンス社，2008 年，著）
「3 秒で心電図を読む本」（メディカルサイエンス社，2010 年，著）
「フォーカス! 最後の心房細動診療— Ageing × Atrial Fibrillation」（南山堂，2017 年，著）
「不整脈で困ったら 改訂版」（メディカルサイエンス社，2020 年，著）
など多数

新装版 ナース・研修医のための 心電図が好きになる!

2020 年 7 月 1 日　第 1 刷発行	著　者　山下武志
2022 年 8 月 30 日　第 2 刷発行	発行者　小立健太
	発行所　株式会社 南 江 堂

☎113-8410 東京都文京区本郷三丁目 42 番 6 号
☎（出版）03-3811-7236 （営業）03-3811-7239
ホームページ https://www.nankodo.co.jp/
印刷・製本 真興社
装丁 渡邊真介

Attractive Electrocardiogram for Nurses and Residents, New Edition
© Nankodo Co., Ltd., 2020